ごはんを
まいにち食べて
健康になる

農学博士 大森正司 著

はじめに

近年、日本人の食生活はずいぶん変化しました。ひと昔前までは3食共和食の家がほとんどで、いわゆるごはんに味噌汁、焼き魚に野菜の煮物、梅干などの漬物がごく普通に食卓に並んでいました。しかし、今では、そのような食事スタイルを毎日とる家は珍しく、朝はパン食、昼は麺類やファーストフード、夜もこってりした肉料理中心の家が多くなっています。

戦後、日本人のライフスタイルは欧米型に近づき、畳に座ってごはんを食べる家そのものが数を減らしているのですから、食事だけが日本型というのも不自然と言えば不自然かもしれませんが、この傾向はいろいろな面で問題を投げかけています。

その最大のものがお米の需要の減少です。１９６０年（昭和35年）と、その53年後の２０１３年（平成25年）を比べてみると、日本人が１日に食べるごはんは、１９６０年は平均で茶碗5杯だったのが、２０１３年には2杯強にまで減ってしまっています。お米の量で見ると、３１５ｇから１５６ｇと減少しているのです。この半世紀でお米が半分も食べられなくなっています。パン、パスタ、ファーストフード、加工食品などにとって代わられています。

食生活の多様化が最大の要因ですが、果たしてそれだけなのか、私たちは考えてみる必要があります。つまり、お米に関するさまざまなことが消費者に正しく伝わっているだろうか、ということです。お米のことで消費者が知っているのはせいぜい品種や産地についてです。それもごく一部に関してです。現在、主食用としてつくられているお米は約320種類にのぼるのですが、上位10品種でさえ、その名を初めて耳にすると言う人も多いのではないでしょうか。まして、それぞれのお米の性質、味、食感まではほとんどの人は知らないと言って良いでしょう。

これでは消費者は真の意味でのおいしいお米になかなか出合えません。なぜならお米は調理法や調理内容によって、同じ品種であってもおいしくもなればそれほどでなかったりもします。チャーハンが良い例です。ごはんで食べる分にはほくほくしていておいしいお米でも、チャーハンにするとその軟らかさがマイナスとなります。このように、品種、特徴、相性、炊き方、保存の仕方に至るまで、それぞれのお米の特性を知り、ふさわしい使い方をして初めてお米は生きてきます。本当のおいしさがもたらされます。

しかし、それにはお米についての知識が必要です。そこで、本書を出版することで最新のお米の情報を発信しようと思い立ちました。その背景にあったのが〝お米マイスター〟の存在です。「日本米穀小売商業組合連合会」による認定制度の下に誕生した〝街のお米博士〟たちです。全国のお米屋さんにあって、お米と消費者をつなぐ伝道師として活躍しているお米のプロです。

本書では、お米マイスターに学びながら、お米に関する情報をさまざまな角度から伝えていきます。

第1章ではお米を取り巻く問題点、食育、お米の変遷、ブレンドする理由、表示の読み方などを、第2章では、栽培から、品種、おいしいごはんの炊き方、保存法、炊飯器までを解説します。第3章では私の専門領域であるごはん食の栄養効果について詳しく見ていきます。第4章ではおにぎりを始め、お茶漬けや手巻き寿司などの人気の秘密をさぐっていきます。そして第5章では、食品科学の専門家として、これまでのごはんとの関わりやお米を取り巻く状況、お米の未来などについて私の考えを述べます。

本書を読み終わる頃には、お米がいかに素晴らしく、かつ貴重であるか、おわかりいただけると思います。日本人の主食であるお米をもっとよく知ることで、食生活をより豊かなものにしていただきたいと願っています。

著者

尚、本書は『お米マイスターが勧めるごはんで健康になる本』を最新の情報を基に改稿、大幅に加筆、改題したものです。

目 次

第4章　おにぎりパワーの秘密

第5章　お米には未来がある

第 1 章

ごはん好きのお米知らず

コンビニはごはん天国

　みなさんの中にも、コンビニエンスストアを利用している人は多いかと思います。通称コンビニは、特に若い世代の人にとっては携帯電話と共に毎日の生活になくてはならないものになっているようです。アンケート調査によれば、利用者の8割近くは10代～30代で、その内、「毎日行く」「週に5回行く」「週に2～3回行く」「週に1回行く」、つまり毎週1回以上行く人は全体の6割近くにものぼると言います。

　これほど若者に人気のあるコンビニですが、飲料、パン、お惣菜などと共によく売れるのがお弁当とおにぎりだそうです。特におにぎりの人気は高く、この10年だけを見ても、その人気に陰りはありません。お昼時ともなると、若い人たちが次々におにぎりを買い求めています。売れ筋商品であることは、すぐ目につく場所に置かれていることからもわかります。ツナをマヨネーズで和えたツナマヨ、梅干、鮭、おかか、明太子などのおにぎりが、ワンコーナーを占めるほどずらっと並んでいます。

　人気の秘密はと言えば、「海苔がぱりっとしている」「つやがある」「冷めているのに味が落ちていない」「食べやすい包装」などの声がありますが、なんと言っても「お米がおいしい」、それが一番です。コンビニでは他に、電子レンジや熱湯で温めるだけで食べられる包装米飯も好評のようです。

最近は、ごはんを食べる人が少なくなったとよく言われますが、このようなコンビニでの様子を見る限り、そのことがまるで嘘のように思えてきます。もし、おにぎりやお弁当を食べる人が中高齢者ばかりであれば、ごはんが若い世代に敬遠されていることがわかります。しかし、実際はその反対です。ごはんを好んで口にしています。このことから言えるのは、日本人がけっしてごはんを嫌いになったのではないということです。むしろ日本人の嗜好の根底にはごはんが常にあって、おいしいごはんであれば、大人から子供まで好んで食べるということです。

ごはん離れが進むと言われて久しいですが、日本人なら世代を超えて誰もがおいしいと認めるのがごはんです。コンビニのおにぎりやお弁当が若い人たちに支持され人気なのが何よりの証拠と言えましょう。

ごはん食こそ〝スローフード〟

インターネットや携帯電話などの普及で世の中はますますスピードアップされ、便利である反面、慌しさも増しています。食の世界もそれに呼応し、ファーストフードを始めとして冷凍食品や加工食品などの手間要らずの食べ物が特に若い世代を中心に広がり、定着しつつあります。

簡単につくることができ、また簡単に食べることができるのはけっして悪いことではありません。しかし、それだけでは食事とは言えません。空腹を満たすにすぎないからです。時間がない時などは良くても、時間がある時までそれでは、食の持つ本来の意味や素晴らしさに気づかず、残念に思えます。

では「食べる」とは何でしょうか。それは体に必要な栄養素を摂ることと同時に、味わうことにあります。料理を味わい、時間を味わい、人との語らいを味わう。これらはじっくり時間をかけてこそ得られるもので、慌しく食べてしまえば、満腹感は得られても後には何も残りません。

このような傾向はわが国だけに限らず、他の先進国でも同様です。たとえばイタリアです。イタリアはヨーロッパではフランスと肩を並べる食通の国として知られ、古くからイタリア人の誇りの一つがイタリア料理でした。ところがそのイタリアにもわが国と同様に１９８０年代にアメリカ系のファーストフード店が上陸し、全国的な広がりを見せたのです。これに対して自国の食文化に危機感を持った、当時食文化雑誌の編集長であったカルロ・ペトリーニは食生活の改善を訴え、このことがきっかけとなって食に対する新しい提案であるスローフード運動が起こりました。１９９８年には「スローフード協会」も創設され、現在、１５０ヵ国以上で10万人以上の会員を擁するまでになっています。

スローフードはファーストフードに対抗するものですが、単に、おいしいものをゆっくり食べようということだけでなく、大量生産、大量消費、大量廃棄に象徴される効率を優先させた現代と、その歯車にいつしか組み込まれてしまった現代人のあり方を見直し、心の豊かさを大切にした食生活を送ることで、本来の人間の生き方に立ち帰ろうというものです。

わが国も、これまで先人たちによって綿々と培われてきたごはんを主食とした日本型食生活が影をひそめ、こってりした肉類中心の欧米型食生活が主流になりつつあります。日本型の食事はつくるのに手間がかかり、また、よく噛まなければならないものが多いことから食べるのにも時間が要るため、そこでスピードが最優先される現代社会では、簡単につくることができて簡単にすますことのできる欧米型の食事のほうが好まれるようになったのです。

しかし、食事を味わうというのは、先にも述べたように、時間をかけてこそ得られるものです。この点、ごはんによる日本型の食事は食の持つ味わいを堪能させてくれる貴重な食事スタイルです。それを影の薄いものにすることは日本の伝統的食文化を日本人自らが衰退させることにつながります。

今の慌しい時代だからこそ、私たちはごはん食によってスローフードを実践し、心の豊かさを大切にした食生活を送ることが必要かつ大切であると考えます。

海外で日本食が大ブーム

日本型の食事はむしろ海外で注目されています。

外国で鮨や刺身が人気であることは、どなたもご存知でしょう。ニューヨークを始めとする世界の主要都市で「スシバー」を見かけないことはまずないと言っていいくらいです。純和風の店から斬新な造りの店までいろいろあり、人気店ともなると常に満席という盛況ぶりです。伝統的なネタに加え、現地の人たちが好む食材を使ったオリジナルなものも続々と登場し、それがまた評判を呼んでいます。

さらに、最近では、鮨、刺身、天ぷらなどにとどまらず、日本料理そのものが人々の注目を集めています。ニューヨークには半年先まで予約が殺到しているジャパニーズレストランもあるほどで、日本料理を味わうことはニューヨークっ子のステータスにさえなっています。また食通の国として知られるフランスでも、高級レストランのシェフたちの間で日本料理が注目され、特にだしに高い関心が集まり、わざわざかつお節や昆布を求めて来日するほどと言います。

では、なぜ、海外でこれほどまで日本料理が人気なのでしょうか。それは素材の持ち味を大切にしたり、おいしかったり、美しかったりすると同時にヘルシーであることです。たとえばフランス人は、木綿豆腐をナイフとフォークできれいに切り分けながらサラダ感覚でよく食べます。パリやリヨンのような大都市では、豆腐が健康に良いことが人々の間で知れ渡っています。さらにアメリカでは日本料理＝ヘルシーと言う意識が浸透していて、アメリカで日本料理が人気を集める一番の大きな理由となっています。

アメリカ人のこの考えの背景には生活習慣病に対する不安が挙げられます。アメリカではハンバーガーやピザ、フライドポテトなどを長年に渡って日常的に食べているために肥満になる人が非常に多く、それによる心臓病や糖尿病などの生活習慣病が増大し、長く社会問題となっています。政府もこの現状を深刻に受け止め、「果物と野菜を食べる運動」を実施するなどして、国を挙げて減少に乗り出しました。そのような時、低脂肪の生魚や海藻、野菜などを多く使い、それでいて油はあまり必要としない日本料理を知ったことで、生活習慣病を恐れるアメリカ人の間から日本食に関心が集まり、広まっていったのです。

今や生活習慣病はアメリカに限った問題ではありません。わが国でも急増し、危惧されています。食の欧米化が最大の原因とされます。

海外で注目されている日本型の食事の良さを本家本元である私たち日本人が、もっと知ることが必要です。

世界遺産になった和食

日本型の食事、つまり和食はそれまで知る人ぞ知る美味な食事として多くの人の間で親しまれてきました。それを全世界的に知らしめることになったのは、なんと言ってもユネスコ無形文化遺産への登録です。２０１３年12月４日に正式に決定されました。

どの点が評価の対象になったのでしょうか。

１つ目が、「多様で新鮮な食材とその持ち味の尊重」です。

日本は南北に長い国土を持ち、海あり山あり里ありと豊かな自然に恵まれています。そこで育まれた新鮮な食材を用いて多様性のある料理をつくり出し、また、それを活かす調理器具も発達させたことです。

２つ目が、「健康的な食生活を支える栄養バランス」

一汁三菜を基本とする和食は海のもの山のものがバランス良く取り入れられた、理想的な食事スタイルとされます。「うま味」を上手に使うことで、動物性油脂の少ない健康的な食生活を実現させ、それが長寿や肥満防止につながっています。

３つ目が「自然の美しさや季節の移ろいの表現」四季折々の美しい自然を料理という形で表現し、また、季節の器でそれを楽しむところは他国では見られないものです。高い芸術性のうかがえる独特の食文化と言えましょう。

４つ目は「正月などの年中行事との密接な関わり」お正月、花見、節句、運動会など、日本の食文化は伝統的な行事と共に歩み、育まれてきました。地域と地域、人と人とが「食」を通してつながっています。

これらの評価を見てわかるように、今回の登録は、鮨や天ぷらなどの日本料理そのものに対してなされたのではありません。昔から日本人の間で受け継がれ育まれてきた日本固有の食文化に対してです。この素晴らしい食文化を引き継ぎ、さらに発展させ後世に渡していくのは、今を生きる私たちの使命と考えます。

食育の重要性を考える

日本型の食事の良さを特に伝えたいのが子供たちです。日本の将来は子供たちの肩にかかっているのですから、私たち大人は正しい食育でもって子供たちにごはんを中心にした食事の重要性を伝える必要があります。

「三つ子の魂百まで」と諺にありますが、それは食生活にも言えます。幼い頃に根づいた嗜好は大人になってからも持続しがちです。それだけに子供の頃の食生活は重要で、もし誤った食事を長く続けていたら、大人になってから健康面で弊害が起こり、生活習慣病の発症を招きかねません。

生活習慣病は長年にわたる食習慣から起こるケースが非常に多く、長年とは子供の頃からとも言い換えられます。子供の頃にファーストフードや加工食品や脂っこい肉料理中心の食事を取り続けていると、大人になって生活習慣病になる可能性が高まります。

確かに今の子供たちは、ひと昔前に比べ、外見は良くなりました。17歳を例にとれば、平均身長はこの約50年間で男性は約11㎝、女性は約７㎝伸び、スタイルはすでに欧米並です。しかし、その反面、体力に欠け、すぐに疲れて保健室で休んだり、あるいは、ちょっとしたことでころんだり骨折するなど、目立って弱くなっています。また、あごの発達が十分でなく、歯並びの悪い子供も増えています。

昔の人は、確かに体型面では今の人たちに見劣りしましたが、体を支える骨格ははるかにまさっていました。大正生まれの私の父も１６０㎝と小柄ながら亡くなって火葬にした時は、骨はしっかりと残っていて骨壺からあふれるほどでした。ところが、同時期に20歳で交通事故で亡くなった知人の息子さんは、列席した人から聞いた話では、１８０㎝と長身だったにもかかわらず、遺骨は骨壺にすっぽり納まるほど少なかったそうです。別に病気をわずらっていたわけではないと言いますから、二人の差は食生活の違いからきていると考えたほうが自然です。その青年が毎日どのような食事をしていたのかまではわかりませんが、私の父のように、日に3食共ごはん食でなかったことだけは確かでしょう。食生活の違いからこれほどまで差がつくことを、改めて実感させられた出来事でした。

食事は本当に大切です。それだけに私たち大人は食事の重要性を子供にきちんと伝えていく必要があります。それが食育です。先の青年に見られるように、大人になってからでは手遅れなのです。

食育にはまた、健全な精神を育てる意味もあります。近年、キレる子供が増え、15歳の少年が両親を撲殺したり、18歳の男子が13歳の少年をリンチした後、殺害したりと残忍な事件があとを断ちません。凶悪化する少年犯罪ですが、その原因の一つが食生活にあるというのは、今や常識になっています。政府もようやく食育の重要さを認め、国を挙げて食育に取り組むことにし、その結果、２００５年に「食育基本法」が制定されました。

食育は国任せ、学校の先生任せではいけません。もっとも身近にいる親がその重要性を認識することです。親が食育を実践することで子供を心身共に健康に導いていただきたいと思います。

お米のつくり方を知らない子供たち

最近のスーパーマーケットなどでは、たとえば魚も切り身にして売られていることが多く、魚が元はどのような姿をしていたのかさえ知らない子供がいます。魚が泳いでいるところを見れば、自然の恵みに対して感謝の念もわくでしょうが、切り身しか知らなければ、食べ物を粗末に扱い、残してもなんとも思わない気持ちが芽生えてしまいます。

お米に対しても同様です。特に都会育ちの子供たちは、お米が実っているところはテレビや写真で目にしたことはあっても、実際に見たり触ったりしたことがないために、いくら農家の人が丹精込めてつくってくれたのだと話してもピンときません。そこで平気で食べ残したりします。

子供への食育には、食べ物の大切さを伝えることも含まれます。お米がどのようしてでき、どのようにして食卓まで届くのか話して聞かせることも、日本人の主食であるお米を大事にする上で大切です。

お米の栽培時期は全国一律ではありません。沖縄群島のように、2月に田植え、6月に収穫という地域もあります。しかし、一般には、4月上旬の苗づくりからスタートします。良い苗でないとおいしいお米には育ちませんから、苗づくりは非常に大切です。土を入れた育苗箱に種を蒔き、それをビニールハウスの中一面に並べ、温度と水分を適切に与えながら、大事に育てます。ただし、自分の家で食べるくらいの量をつくる小規模な田んぼの場合は、できた苗を購入することが多いようです。

苗が育つ間、畑では田植えの準備に入ります。収穫後眠っていた土を掘り起こして酸素をたっぷり含ませ、堆肥などの肥料を混ぜます。水はけの良い土ができたら水を張り、田植えを待ちます。

30～35日後ぐらいに苗が12㎝くらいに育ったところで田植えが始まります。かつては1株ずつ手作業で苗を植えていたのですが、重労働なので、今では山間部の小さな田んぼなどを除いてほとんどの場合、機械で行なわれます。

苗は生長し、やがて根元から新しい茎ができます。そこからまた新しい茎が生まれて株分かれしながら本数を増やしていきます。これを〝分けつ〟と言います。約2ヵ月後には1本だった苗も20本前後の大きな株に生長します。

分けつが終る頃、茎の根元に穂が誕生します。穂は伸び、一般には夏の暑い盛りに愛らしい花をつけます。そして、おしべの花粉がめしべについて受粉が行なわれると、まもなくめしべの根元がふくらみお米が実り始めます。太陽の下でお米はすくすく生長し、一般には9月、10月に実をたくさんつけた稲穂が田んぼを覆い尽くすと、いよいよ収穫となります。

ここで活躍するのがコンバインという稲刈り機です。次々に稲を刈り取って、お米の入ったもみを穂から切り離します。もみはライスセンターやカントリーエレベーターと言う施設に運ばれ、乾燥後、もみ殻が取り除かれて出荷されます。それを卸売り業者がそれぞれの倉庫で保管します。玄米の状態で販売店に届けられたお米は機械によって精米され、白米となって店頭に並びます。

環境にやさしい水田効果

田植えの時期、稲穂が実る時期、そして刈り入れの時期、水田にはそれぞれの表情があり、日本の原風景がそこには広がっています。

水田は非常に大切です。それはお米をつくるだけにとどまりません。水田を失うことは自然の生態系を狂わしかねないほどです。たとえば、山の傾斜地を利用して広がる棚田は、洪水や土砂崩れを防ぐという大きな役目もまた担っています。

山に降った雨はふもとに集まって川に注ぎ込みます。しかし、乱伐などによって樹木が減り、押し止めるものがなくなった所などでは、集中豪雨がくると大量の水が一気に流れ落ち、土砂崩れや洪水を引き起こすことがあります。ところが棚田があると雨は用水路を伝わって階段状に広がる水田に入り込むため、徐々にスピードが落ちて、川に流れ込む頃には穏やかなものとなり、土砂崩れや洪水を起こすことがありません。

つまりダムと同じ役目をしているのです。棚田を含む水田の水の量を合計すると、全国のダムの約23倍にもなると言いますから、まさに水田は小さなダムと言えるのです。

他にも、水田はろ過装置の役目もしています。水田の水は少しずつ地下へしみ出て地下水となるのですが、その時、水田の中の微生物や土の生物が飲料水に不適当なゴミやばい菌を除去してくれるのです。また、水田の水が蒸発することで気温が上がるのが抑えられ、さらに蒸発した水が雨雲をつくって雨を降らせ、農作物を生長させてくれます。このように水田は地域の気象条件にも大きく関わっています。縄文の時代から耕作されてきた水田は日本の四季の中で環境保全にも影響しているのです。

お米をつくるだけでなく、災害から人々を守り、また環境のエコ化にも多大な貢献をしているのが水田なのです。

国を守っているお米

私たちは飽食の時代に生きていて、日々食料に困ることがありません。しかし安心はできません。なぜなら食料の多くを輸入に頼っているからです。

わが国は現在、世界最大の農産物輸入国です。自国民に食料を供給する、いわゆる食料自給率は主要先進国の中では最低の水準で、年々低下する内に39％（２０１４年）にまで減ってしまっています。先進国の中でもっとも高いカナダでは２５８％、オーストラリアでは２０５％、フランスでは１２９％、アメリカでは１２７％、ドイツでは92％、イギリスでは72％（２０１１年）ですから、わが国がいかに自給率が低いかがわかります。

39％というのは、簡単に言えば原材料を含めて食料の約４割が国産品、約６割が輸入品ということです。なかなかピンときづらいでしょうから、「天ぷらうどん」を例にご説明しましょう。麺のうどんや天ぷらの衣に使われる小麦はアメリカを中心に輸入され、日本でまかなえる自給率はわずか９％。えびはインドネシアやインド、タイから輸入されたものが主に使われ、同様に自給率は６％。揚げ油の原料の大豆はほとんどがアメリカからの輸入品で、自給率は４％。そこで、天ぷらうどん１杯の食料自給率はと言えば、わずか19％です。代表的な日本料理の一つである天ぷらうどんでさえ、このような状況なのです。

輸入に頼ることは、世界情勢が平穏な間は良くても、いったん輸入相手国に大規模な自然災害や戦争などが起きると、企業による買い占めや自国民を優先する余りわが国への輸出がストップする恐れが出てきます。かつてオイルショックによって庶民がトイレットペーパーの買いだめに殺到したことがあります。それと同じようなことがいつ起きても不思議ではないのです。常に不安定要素をはらんでいます。

以前、お米は食管法によって輸入できない食糧でした。それが1993年の凶作で、お米が足りなくなって大騒ぎとなり、そこでタイ米200万tの緊急輸入があっさりと行われました。しかし、舌の肥えた日本人は国産米は食べても外米はまずいからと口にせず、いきおい緊急輸入はしてみたものの、ダブつく羽目になりました。行き場のなくなったお米は、人道支援の名の下に北朝鮮に送られ、また緊急輸入したことで国際米価は2倍にハネ上がる結果になりました。発展途上国で米の輸入が不可欠な国はこの時、どんな気持ちで日本を見ていたでしょうか。

政府は1993年のお米の大凶作の経験を基に、国民に対して安定した供給を図るためお米の備蓄を制度化しています。100万t（玄米）を上限にお米が常に蓄えられています。備蓄米は15℃の低温倉庫で基本的に1年間保管された後、販売業者に卸されます。

話を元に戻すと、政府は２０１０年までに食料自給率を40％（当時）から45％まで引き上げる計画を立てていましたが、現実はそれどころか下がっています。自給率を上げるには国民一人一人の自覚が必要です。自国でまかなえる食料の需要を国民が意識して高められるかどうかが鍵となります。その対象の中心が他ならぬお米です。お米は日本人の主食であり、またほぼ１００％輸入しないですむ農産物だからです。ところがそのお米があまり食べられなくなっています。これでは自給率はアップするどころかダウンする一方です。

お米はわが国の食料自給の柱となる重要な食品です。一人一人がごはん食を見直し食生活の中心に据えることが、重要な食料であるお米を守り、自給率の回復につながります。お米を守ることは国を守ることでもあるのです。

変化をとげる日本のお米

わが国でお米が栽培され食べられるようになったのは３０００年以上も前です。縄文時代に中国から伝わりました。当初は玄米を火であぶったり、土鍋で蒸したり、もみのまま焼き米にするなどして食していたようです。それが奈良時代になると乾飯《ほしいい》と言って玄米を蒸して乾燥させたものが登場し、雑穀しか口にすることのできなかった庶民と違って貴族の間で常食となりました。

ごはんと言えるものが現れるのは平安時代です。ただし、当時は炊くのではなく甑《こしき》で蒸した強飯《こわいい》で、今で言うおこわです。また、この時代には「屯食《とんじき》」と呼ばれるおにぎりや、釜で煮てつくる粥《かゆ》、釜でやわらかく炊く粥より少し硬い姫飯と言うものも登場しています。ただし、これらをもっぱら口にできたのは貴族だけで、強飯が武士や庶民の間にも広まっていくのは鎌倉時代になってからです。そして江戸時代になると、玄米からぬかを取り除いた精白米が登場し、中期以降俄然広まり現在へと続きます。

今でこそ私たちは白いお米のごはんを当り前のように食べています。しかし、半世紀頃前まではそれはぜいたくなことで、庶民の大半は特別な日を除き、麦飯や麦の混ざったごはんを食べるのが普通でした。白いごはんをお鮨屋さんなどでは今でも〝銀しゃり〟と言いますが、〝しゃり〟とはお釈迦様の骨を意味する〝舎利〟のことで、そのような名をつけるくらい白米は庶民にとってなかなか手の届かない貴重な食品だったのです。

言い換えれば、一昔前まではとにかくお米を口にできることがなにより重要で、味やおいしさは二の次であったと言うことです。しかし、戦後、経済が復興するにつれ、それがだんだん叶えられると、次に人々はお米においしさを求めるようになりました。研究が進んだ結果、昭和30年代にコシヒカリとササニシキと言う2大ブランドが誕生します。しかし、1970年代に入って、ファーストフードや外食産業、コンビニエンスストアなどの登場によって日本人の食生活が欧米化、多様化し出すと、今度はそれに合う味や食感のあるお米を人々は欲するようになりました。新しい品種が次々に研究、開発され、コシヒカリとササニシキに長く大別されてきたお米の世界も様変わりし出すようになったのです。

1980年代以降、数多くのすぐれた品種が誕生しています。この10年間の5年ごとの作付け状況を見ても、上位20位までの品種は一部を除いて毎回目まぐるしく入れ替わっています。それだけ次々に新品種が生まれているのです。

また一方で、低アミロース米など機能面を重視したお米の研究、開発も盛んに行なわれるようになっています。

今まさに、大きな変化をとげつつあるのがお米なのです。

お米は食事に合わせて選ぶ

私たちの味覚や嗜好は年齢や食生活、あるいは生活環境によって知らぬ間に変化していることがあります。子供の頃は辛いものなど嫌いだったのに大人になると好きになったり、若い頃は油っこいものばかり食べていたのに、中年を過ぎるとあっさりしたものを好むようになったりなど、よくあることです。これは個人に限りません。ひと昔前までは市販されている惣菜や加工食品などは、どれもひどく甘かったり、しょっぱかったりしたものです。今はその半分以下です。甘味、塩味共にずいぶん抑えられ、今では誰もがそれを当り前に感じています。日本人の味覚や嗜好自体が変化しています。

お米についても例外ではありません。ひと昔前までは３食共和食の家がほとんどで、和食は洋食や中華料理などより素材も味つけも全体に淡白です。ごはんもそれに合ったもので、個性や粘りの強くないお米でした。ところが近年、欧米型食生活が主流になり、こってりした味の食事が多くなるにつれ、ごはんもそれに合う個性のものが望まれ、粘りのある品種が多くつくられるようになりました。しかし、最近では冷めてもおいしいごはんの需要からこれまでとは反対の、粘りが少なくあっさりしたお米も登場し人気を得ています。

このことでもわかるように、お米は食事の内容に合って初めてその良さが生き、それがお米のおいしさ、食事のおいしさへとつながります。ところが日本人はどうしても銘柄ありきでお米を求めがちです。有名なブランド米であれば、それだけでおいしいと思い込んでしまいます。確かにそれも事実ですが、料理と合わせた時においしいかどうかはまた別の話で、本来はこのほうが優先されるべきことなのです。

戦後、日本人の生活は大きく変化しました。ライフスタイルもそうですし、食生活も同様です。和食、洋食、中華、ファーストフードなど、日本人は異なるタイプの食事を器用に取り入れ、その変化を楽しみ、味わっています。ところがお米に対する意識は大半が昔のままです。価格以外では、好みの品種や産地を重視します。食事に合わせてその都度お米を変える人はあまりいません。

しかし、これほど食生活が多様化している現代にあっては、毎食同一のお米だけで通すのはお米の持つ特徴から言っても無理があります。和食には向いても洋食には物足りない、洋食には合っても和食には個性が強すぎるなど、1種類だけですべての料理に合うというわけにはいかないのです。反対に、今日はこってりした洋食だからこの銘柄を、明日はさっぱりした和食だからこっちの銘柄を、エスニック料理だからあの銘柄をなどと使い分ければ、それぞれのお米の良さが生きるだけでなく、おかずのおいしさも引き立ち、食事はいっそう味わいのあるものになります。

日本茶がまさにそうです。一般的によく飲まれるのは煎茶ですが、かといってそればかりを通すのではなく、こってりした料理の後には焙じ茶を、高級和菓子には抹茶を、お饅頭のような庶民的なお菓子には番茶をと言うように、料理やお菓子の内容や場面に合わせて、多くの人が飲むお茶を替えます。無意識に一番適したお茶を知っていて、合わせようとします。ましてお米の場合は食事内容がお茶以上に変化に富みますから、その都度品種を変えることが自然であり、かつ理にかなっています。

それにはまず、私たち消費者がお米に対する視点を新たにすることが求められます。銘柄にこだわらず、食事に合ったお米を選択することです。そうすれば、同じ銘柄米を一度にどっさり買い込むより少ない量で種類多く買ったほうが使いやすくなるなど、消費者も賢いお米の選び方、使い方ができます。

近年、日本人のお米離れが指摘されていますが、私たちがこのようにしてそれぞれの食事に合わせてお米を味わおうとするのであれば、欧米型の食事が多くなっても、「お米ってこんなに合うんだ」とお米を見直し、そのことがお米人口を取り戻し、消費を拡大させることにもつながるものと信じます。

ブレンドするにはワケがある

近年、食品業界においてはブレンドの問題が注目されています。たとえば日本茶もようやくブレンドが公となり、このことをきっかけに、自主基準としての「緑茶の表示基準」が2005年4月より実施されることとなりました。

私たちが今食べているものが、本当はどこで生産され、どのようにしてつくられたのか、消費者なら誰でも気になるところです。特に近年はトレーサビリティ（生産履歴）と言って、過去にさかのぼることで生産者の顔までが見える仕組みが広がり、また定着しつつあります。お米は私たち日本人の主食ですから、他の食品以上に消費者の関心は高く、パッケージに記されてある通り100％その銘柄米が入っているのか、表示に偽りがないのかなど、気になります。

食品業界としてはブレンドについてはあまり公にしたくないというのが大方の本音です。なぜなら、消費者にマイナスのイメージを与えるからです。本来はその反対なのですが、悪いイメージに受け取られる可能性があり恐れるのです。しかし、近年、情報開示が進む中、それではかえってイメージダウンになるとして、表示を含め最近では積極的にブレンドを公にする業界が増えています。

ブレンドはけっして悪いことではありません。むしろ味や品質を高めるために必要です。その理由をご説明しましょう。

お米は自然の産物です。地域によっては不作のこともあります。去年はおいしかったが今年はまずいでは消費者に混乱を与えます。そこで、同じ品種で豊作の他県のものをブレンドすることで量と品質を一定に保つのです。また、同じ県でとれた同じ品種のブランド米でも、地域によってグレードに差がある場合、高いグレードのものだけだと値段も高くなってしまうため、価格を下げる目的から低いグレードのものをブレンドすることがあります。味は変わらず値段は安くてすむわけですから、消費者も購入しやすくなります。

他にもあります。お米は品種によって特徴差があります。たとえば個性、粘り共に強い品種の場合、もう少しあっさりとした味のものにしたいと思えば、個性も粘りもそれほど強くない品種のものを少し混ぜてブレンドすることで、望みの食感のお米に仕上げることができます。

また、お米屋さんの中には飲食店にお米を卸しているところも多くあります。おにぎりや寿司用としては単一品種だけで満足する味に達しない時、他の品種のお米をブレンドすることで、ふさわしい味と食感をつくり出します。

ところで、近年、お米屋さんの中には顧客の用途や好みを聞きながら、少量のお米をその場でブレンドしてくれるところも出てきています。是非利用していただきたいと思いますが、直接相談できないスーパーマーケットなどで購入する時は、表示が目安となります。ブレンドされたお米であるかどうかは表示ですぐにわかります。銘柄にとらわれず、まず表示をよく読み確かめるようにしましょう。

表示からわかること

私たち消費者が食品を購入する時、その目安となるのが表示です。お米もＪＡＳ法

（農林物資の規格化及び品質表示の適正化に関する法律）に基づく「玄米及び精米品質表示基準」によって品質に関する表示が義務づけられています。ただし、２００９年（平成21年）に一部改正になりました。単一原料米についてはそれまでの「使用割合１００％」から「単一原料米」の記載に変わり、また、ブレンド米（複数原料米）については「％」の表示から「割」に記載変更されました。

お米の場合、単一原料米とブレンド米（複数原料米）に分かれます。記載される事項は名称、原料玄米、内容量、精米年月日、販売者と、どちらも共通しています。単一銘柄米であるかブレンド米であるかは、表のパッケージでも、また裏の表示欄でもわかります。

ブレンド米であれば表には必ず、「ブレンド米」「複数原料米」などブレンドを意味する文字が印刷されています。ない場合は単一原料米と考えて間違いありません。ただし次のようなケースもあります。○○県産○○ヒカリとある場合です。単一原料米扱いですが、実際には同一県内他地域の○○ヒカリがブレンドされています。しかし○○県産には違いないため、この表記ではブレンド米とはみなされません。また、他県のものや異なる品種のものがブレンドされてあっても、○○県産○○ヒカリが50％

以上入っていれば、「○○県産○○ヒカリブレンド」と表示して良いことになっています。それ以下の場合は、「○○県産○○ヒカリ30％」と言うように、使用割合の高い順に明記することが表に義務づけられています。

では、裏の表示を見てみましょう。ここで注目したいのは原料玄米の欄です。ブレンド米であれば、表と同様に「ブレンド米」「複数原料米」など、それを意味する文字が記されています。また、「複数年産」と書かれていれば、同県産同一品種であってもとれた年度が異なるお米が使われていることですから、新米に古米が混ざっている可能性があります。ただし現在、古米は使われてもせいぜい2年前までのものですから、それほど神経質になる必要はありません。それ以上年月のたったものは、業務用に販売されることが多いからです。

また、この欄では「国内産１００％」と言うように国内産か外国産かを明記することは義務づけられていても、品種や使用割合まで表示するかどうかは自由とされています。しかし、品種名が書かれていなかったら、表に堂々と銘柄を記せるはずがありませんから、任意であっても「○○県産○○ヒカリ50％」という程度は書かれていません。ただし、この場合、残りの使用品種や割合ついては消費者が推測する以外ありません。

ところで、新米とはその年の12月31日までに精米して袋詰にしたお米のことを言います。年が明ければ前年までのお米はすべて古米扱いになります。

なお、無農薬や無化学肥料で育てられたお米に関しては、それまで「無農薬栽培米」「無化学肥料栽培米」「減農薬栽培米」「減化学肥料栽培米」と4つの表示に分かれていたものを、2003年に農林水産省によるガイドラインによって変更され、「特別栽培米」という一つの表示に統一されました。この中で農薬を使用していない場合は、「農薬：栽培期間中不使用」と記載し、化学肥料についても「栽培期間中不使用」「当地比○割減」などと内容がわかるように表示しなければならないことになっています。

無洗米の表示については政府による義務づけはなく、自主基準に委ねられています。

「特A」をトップにランク付け

最近、お米に関して「特A」という表示を耳にしたことがおありでしょう。

特Aはお米に対しての最高のランクを示すものです。

お米にはランクがあります。それは日本穀物検定協会が行う食味試験によってなされます。1974年（昭和49年）以降、基準米を設けて行われ、この時はA（良）B（普通）C（不良）の3ランクだけでした。それが1977年産米以降、A、A′、B、B′、Cの5ランクに変更されたのですが、年を追うごとに品種が増え、また進化したことで、さらなるランク付けが求められるようになりました。

1988年産では、その当時最高ランクであったAランクの品種が35となり、また1989年（平成元年）産以降、従来のCランク該当品種がほとんど姿を消したことから、新たなランク付けが必要となりました。そこで特に良好なものを「特A」として設けることにしました。そして良好なものを「A」、おおむね同等なものを「A′」、やや劣るものを「B」、劣るものを「B′」とし、現在に至っています。

特Aには、コシヒカリ、ひとめぼれ、はえぬき、あきたこまちなど（中には特Aでない年もあります）に加え、近年は高温耐性品種が多く取得しているところに特徴があります。「つや姫」「くまさんの力」「さがびより」「きぬむすめ」「にこまる」「元気つくし」などで、これらは地球温暖化の影響と考えられる高温障害に強い品種です。

また、良質味米品種ほどたんぱく質の含有率が低いとされますが、最近の食味ランキング対象の測定値もそれが全体に低い傾向にあります。

もう一つの特徴はアミロースの含有量です。その割合が高いお米は硬くて粘りが少なく、逆に低いお米は粘りの強い軟らかいごはんになるとされます。これらの特性を取り入れた「ゆめぴりか」「ななつぼし」「ふっくりんこ」などが最近特Aにランク付けされました。

おいしいお米はプロに聞く

お米を食べない日本人はいません。私たちは毎日お米を食べています。しかし、よく知って食べているかとなると、話は別です。多くの人がお米について詳しいことを知らないまま、毎日お米を口にしています。だからと言ってお米に無頓着なわけではなく、むしろお米の味には敏感なのが日本人です。

おいしいお米を食べたい、それは日本人に共通する望みです。しかし、どうすればおいしいお米を手に入れられるのか、また、どうすればおいしくお米を食べることができるのか、そこまではなかなかわからないというのが多くの人の本音のように思えます。

どんな場合でもそうですが、わからない時は専門家に聞くのが一番です。購入時にいろいろと尋ねて相談することが、おいしいお米にめぐり合う最良の方法と言えます。

それが可能なのが対面販売の店、つまりお米屋さんです。お米屋さんがスーパーマーケットなどの量販店と異なるのは、お米に精通した店主がいることです。顧客はその店主からお米に関する情報を直接聞くことができ、また相談することで望みのお米を手に入れられます。軟らかめが好き、硬めのほうが良い、粘りの強いお米が好み、肉料理の食事が多い、高性能の炊飯器に買い換えたなど、店主にいろいろ相談することで、ふさわしいお米を選び出してもらえます。スーパーマーケットなどでは自分で判断して購入するしかないので、どうしても望み通りのお米にたどり着けませんが、お米屋さんだと高い確率で好みのお米を手に入れられます。

しかし、このことは言い換えれば、お米屋さん自身が深い知識と技術を備えていなければならないと言うことです。食生活が欧米化し、ごはんを食べる人が昔に比べてずっと減っている現状にあっては、お米屋さん自身がスキルアップを図ることが大切です。そうでなければ消費者に本当の意味でのお米のおいしさを伝えることができません。

そこでお米の業界では認定制度を設け、お米に精通したプロ中のプロを世に送り出すことにしました。それが〝お米マイスター〟です。

次章では、お米マイスターに学びながらおいしいお米について、いろいろな角度からお話ししていきたいと思います。

●コラム

漬物のチカラ

どんなに時代が変わっても、日本人の食卓に欠かせないのが漬物です。保存性を高め、風味を良くするという日本人の知恵が生み出した、わが国が誇る食品の一つです。奈良時代に登場し、江戸時代には、今、私たちが食べているほとんどの漬物が出回っていたとされます。

漬物は実に種類が豊富です。使われる野菜や漬け方によって多種多様な漬物ができ、その数は600とも800とも言われるほどです。

種類の違いを決定づけるのは漬け床《どこ》です。塩・ぬか・酒粕・みりん粕・酢・みりん・味噌・麹・醤油・砂糖・香辛料などによってつくられます。また、さまざまな野菜や、果物まで漬けることができ、それもまた漬物の大きな特徴の一つとなっています。白菜、青菜、人参、レタス、アスパラガス、大根、きゃべつ、きゅうり、ごぼう、ウリ、パパイアなどなど。アクが強い野菜も漬物にすると食べやすくなり、これもまた好まれる点です。

漬物は生野菜から水分を抜いてつくられるため、生野菜のサラダより少ない量で多くの栄養素を効率よく摂取できます。食物繊維を始め、ビタミンＡ（β―カロテン）、B_1、Ｃ、さらには生きたまま腸に届くとされる植物性乳酸菌も摂ることができ、野菜不足の現代人にとっては心強い味方となります。

「でも、塩分が心配」と言う人がいるかもしれません。しかし、最近の漬物の塩分濃度は２％程度と大変少なく、たとえば小鉢一杯の白菜漬けを食べても塩分は１ｇにすぎません。

ごはんのそばにあって日本人の健康を支える食品、それが漬物です。

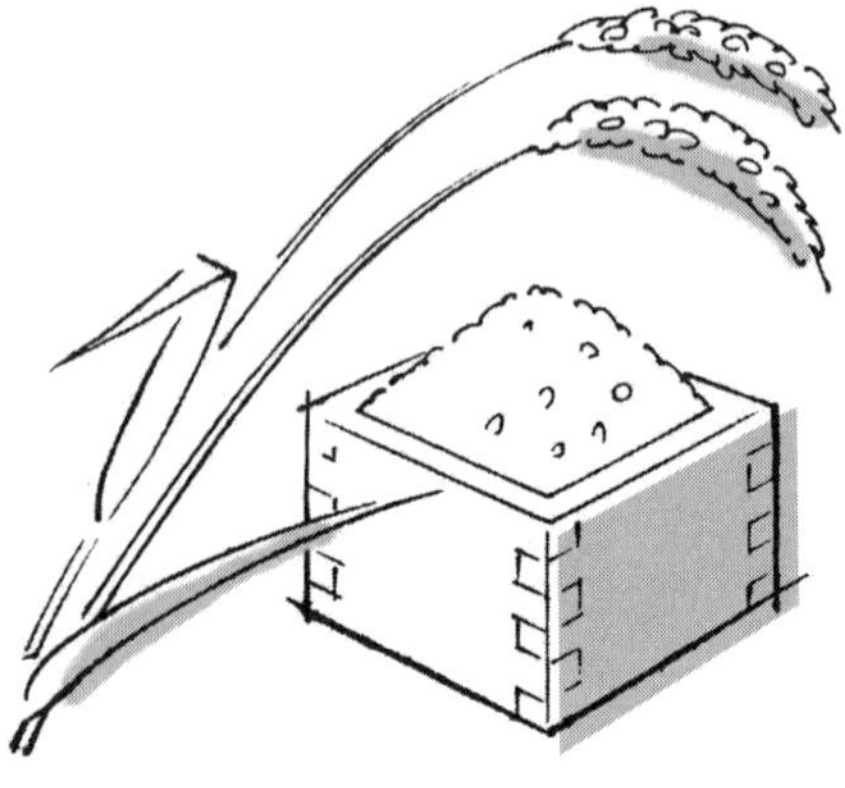

第２章

お米マイスターに学ぶ

お米マイスターの誕生

みなさんは日頃、どこでお米を購入していますか。公益財団法人穀物安定供給確保支援機構が１３０８人を対象に行なったアンケート調査（２０１５年）によれば、一番よく利用するのがスーパーマーケットで45％、次が生協で９・５％、３位が産地（農家）直送で６・３％、４位が米穀店で４・７％、その他が９・５％です。（ただし、インターネットは販売先が多種になるため除く）

この調査からもわかるように半数近くの人が量販店でお米を購入しています。確かに量販店では他の食品といっしょにお米を買うことができ、なにかと便利です。しかし、お米の専門店ではありませんから消費者は自分だけの判断で選ぶことになり、産地や品種、価格を重視してしまいます。実際、先の調査でも、選ぶポイントは産地と品種と答えた人が非常に多く、次が価格、産年、安全性、精米日の順となっています。

産地や品種や価格はもちろん重要な判断材料ですが、食べておいしいお米であるかどうかは、また別の要素が加わります。消費者が一番知りたいのは実はこの点で、表示だけではわからない、それぞれのお米の持つ微妙な味の違いを知りたいと望んでいます。

本来、それを伝達する役目を担っているのはお米屋さんです。ところがこれまではお米屋さんは自店で扱う商品には詳しくても、お米全体のこととなると必ずしもそうではないと言うのが正直なところでした。便利さが優先され、また情報化が加速する今の時代にあっては、これでは消費者の足もお米屋さんから遠のきがちになります。これは消費者にとっても不幸で、お米のことを聞ける場所がなくなってしまいます。

そこでお米業界では、お米屋さんを対象としたスキルアップを図り、また、お米のおいしさを広く伝えるために、お米屋さんのスキルアップを図り、また、お米のおいしさを広く伝えるために、お米屋さんを対象とした認定制度を設けることにしました。生産者と消費者の間に立って、お米のことならなんでもわかり、本当の意味でのおいしいお米を消費者に提供できる〝街のお米博士〟を早急につくることにしたのです。こうして生まれたのが〝お米マイスター〟です。

お米のことをあれこれ尋ねた時に、的確に答え、適切なお米を勧めてくれるお米マイスターが近くにいると消費者は心強いですし、利用してみたいと思うものです。お米マイスターの誕生はこれまで自分の判断でお米を購入するしかなかった消費者にとって、おいしいお米をアドバイスしてもらえる便利で貴重な存在と言えます。

三ツ星と五ツ星お米マイスター

お米マイスターは、全国の米穀小売組合によって組織された「日本米穀小売商業組合連合会」の資格認定制度に基づき、認定試験に合格した人にのみ与えられる資格です。三ツ星とその上の五ツ星の2つのランクから成り、2016年現在、2383名の三ツ星お米マイスターと399名の五ツ星お米マイスターが誕生しています。

〝お米マイスター〟は、ドイツ語で「巨匠」「師匠」を指す「マイスター」に由来してその名がつけられました。ちなみにドイツでは職人の技術を伝えるためにマイスター制度が設けられ、厳格に運営されています。マイスターの〝マイ〟は米、スターは〝星〟であるところから、〝米に明るい人〟という意味もあります。

お米マイスターはお米に関する幅広い知識を持ち、品種や精米、ブレンドや炊飯などの特性を見極めることができ、そのお米の特徴を最大限生かした商品づくりを行ない、またそのお米の良さを消費者との対話を通じて伝えることのできる人と定義されています。三ツ星お米マイスターは知識力が、五ツ星お米マイスターは技術力が認定試験における合否の対象となります。試験は受講の後、年に1度行なわれます。

お米はひとくくりできない微妙な違いを秘めた食品です。産地は北海道から沖縄まで全国に及び、びっくりするほど多くの品種があります。それぞれ食味や食感が異なり、同じ品種でも風土や気候の違いによって微妙な変化が見られるのがお米です。この中から顧客の好みに合った品種を探し出し、確かな技術で精米、保管、ブレンドをし、さらに顧客に対してお米の性質に合った炊き方までアドバイスするのがお米マイスターの役目です。

自分たちを存分に活用することで、日本が世界に誇るこの素晴らしいお米をいつもおいしく味わい、ごはん食を心から楽しんでいただきたいと言うのが、すべてのお米マイスターに通じる願いです。

お米と消費者の〝伝道師〟

おいしいお米はお米マイスターと会話する中から生まれます。どのようなアドバイスがなされるのでしょうか。

たとえば、どのお米を選んで良いのかわからないと迷う顧客に対しては、１kgずつ少量で買って、まず食べ比べてみることをお勧めすると、あるお米マイスターは言います。

「最初はどれも同じような味に思えてもだんだんと舌がわかってきますから、そうする内に自分に合うお米が必ず見つかります」

お米マイスターのいるお米屋さんの中には、３００ｇからの小売を積極的に行なっているところもあり、とにかく試すことがおいしいお米に通じる第一歩と言います。

「その後、このお米はおいしかった、こっちは合わなかったなどと言ってもらえれば、お客様の好みがそこでわかりますから、じゃあ次はこのお米をお勧めしてみようということになります」

こうして会話のキャッチボールが行なわれる中で顧客が望むお米が絞られていきます。

また、最初に出身地を尋ねるというお米マイスターもいます。郷土のお米は食べ慣れていておいしいこともありますが、反対にまったく別の土地のお米には新しい味の発見があります。それを楽しんでもらいたいからです。

楽しさという点では、新米を順に食べていくことを勧めるお米マイスターもいます。

一般に新米が出回るのは10月ですが、産地によってはもっと早くから店頭に並ぶことがあります。7月初旬には沖縄産が、8月には九州産が新米ならでは味わいと共にフレッシュな姿を現わします。「そんな新米を出回る順に食べていくと、お米の別の楽しさを味わえて、なかなかいいものです」と話してくれます。

また、お米マイスターは一般の顧客の他に、飲食店の卸も手がけていることがあります。そこでは別の要素から、飲食店側の要望に沿ったもっともふさわしいお米をお米マイスターが選び、届けます。

「選ぶ基準は、まず硬めか軟らかめかです。次が用途。普通の白飯かおにぎりか、カレーライスかチャーハンか。同じチャーハンでも、それ専用と普通のごはんをチャーハンにする場合とでは品種を変えます。また炊飯器も重要です。土鍋で炊くお店もありますから、それに対応する品種でなくてはなりません。細かいところまでいろいろとお話をうかがい、ご相談しながらふさわしいお米を選んでいきます」

顧客のそれぞれのニーズに沿ったお米を的確に提供できるのも、お米に関する豊富な知識と技術を身につけたお米マイスターだからこそ可能と言えます。

日本のお米、世界のお米

毎日食べているお米ですが、私たちはどのくらいお米の種類について知っているでしょうか。お米マイスターに教えてもらいましょう。

お米はアジアを中心に世界中で食べられています。その量は小麦をはるかに上回ります。世界のお米の生産量は年間7億4571万t（もみ付き、2013年）にのぼり、大部分がアジアでつくられています。生産国の第1位は中国で約2億300万t、第2位がインドで約1億6000万t。1億tを超えるのはこの2国だけです。後は順にインドネシア、バングラデシュ、ベトナム、タイ、ミャンマー、フィリピン、ブラジルとなり、日本はそれに次ぐ第10位です。年間1076万tがつくられています。アジアの他にはアメリカ、エジプトなどでも栽培されています。

ただし、食べられるお米は皆同じではありません。3種類に大別されます。ジャポニカ種、インディカ種、ジャバニカ種です。日本でつくられているお米はジャポニカ種。わが国以外では、朝鮮半島、中国東北部、ヨーロッパの一部などでも栽培されています。短い形で丸みを帯び、炊くと粘りとつやが出るのが特徴です。

インディカ種はインド、中国中南部、タイやベトナムなどの東南アジア、アメリカなどでつくられているもので、細長く、炊くとパサパサしています。世界で食べられているお米の90％がこの種類です。

ジャバニカ種はこれらの中間と言えるお米です。インドネシアなどのアジアの熱帯地方や、アメリカ、ブラジルなどでも栽培されています。あっさりとしていて、粘りがあるのが特徴です。

お酒になるお米、おもちになるお米

日本で栽培されているお米には2種類あります。うるち米ともち米です。うるち米にも2種類あり、私たちが普段食事で食べているお米と日本酒になるお米です。もち米はおもちになるお米です。また、おこわや赤飯にも使用され、和菓子にもよく使われます。

うるち米の中でお酒になるお米は酒造好適米（食糧法では酒造用玄米）と呼ばれ、

普通のお米より大粒で、また、心白と言って中心部に白く濁ったかたまりのあるのが特徴です。栽培場所も一般のお米と異なり、山寄りの傾斜地で、しかもきれいな水田が最適とされます。全国で栽培されている品種は50種類以上にのぼり、代表格の「山田錦」を始め「五百万石」「美山錦」「雄町」などが知られます。

日本酒の主な種類には吟醸酒、純米酒、本醸造酒がありますが、中でも純米酒は醸造アルコールがまったく添加されていないお米と水と米麹からできたお酒です。お米のうまさが存分に生かされています。

一方、もち米はうるち米に比べると生産量はずっと少なく、米全体の3～5％程度です。品種としては「こがねもち」「みやこがね」「ひよくもち」「ひめのもち」などがあります。

うるち米ともち米はそれぞれの水田でつくられ、いっしょに栽培されることはありません。両者の差は遺伝子のわずかな違いによるもので、同じ場所での栽培は両方の遺伝子が混ざり合ったものが生まれる恐れがあり、良くないのです。

うるち米ともち米の違いはでんぷん質にあります。でんぷん質にはアミロースとアミロペクチンがあるのですが、うるち米には両方が含まれ、もち米にはアミロペクチンだけで、アミロースは含まれません。うるち米が炊いてしばらくすると硬くなるのはアミロースが働くからで、一方、もち米がモチモチしているのはアミロペクチンが作用するためです。ただし、栄養面では両者はほとんど変わりません。

全国にたくさんあるお米

では、私たちが食事で食べているうるち米についてご説明しましょう。

平成28年産検査対象銘柄（産地品種銘柄）、水稲うるち玄米は７２６種、日本で栽培（作付け）されている品種数は３３２と言われています。

ただし、お米の全収穫量の80％はその内の上位10品種で占められています。コシヒカリ、ひとめぼれ、ヒノヒカリ、あきたこまち、はえぬき、キヌヒカリ、まっしぐら、あさひの夢、こいしぶきです（２０１４年）。

では、上位10品種の特徴などを見ておきましょう。

●コシヒカリ

戦前に新潟県農業試験場で人工交配された種子の一部を福井県農業試験場で育成。

1956年（昭和31年）に誕生し、新潟県の奨励品種に採用されました。「越の国に光り輝く」意味から命名され、新潟県を中心に北海道、青森県、沖縄県を除くすべての県でつくられています。色が白く、光沢、香り、粘り、弾力すべてにすぐれ、噛んだ時のほんのりとしたうま味が特徴です。

●ひとめぼれ

宮城県を中心に、岩手県、福島県、秋田県、山形県などの東北地方で主に生産されています。1991年（平成3年）に宮城県古川農業試験場でできた品種です。光沢、色沢が良く食味にもすぐれるところから、「出会ったとたんに一目ぼれするような品種」の意味で命名されました。味、粘りはコシヒカリに似ていますが、冷めても硬くなりにくいのが特徴です。

●ヒノヒカリ

1989年（平成元年）、宮崎県総合農業試験場でできた品種で、「ヒ」は宮崎の別称である日向《ひゅうが》、「ヒカリ」は、「光り輝く米」を意味します。九州地方待望の良質の品種です。熊本県、福岡県、大分県、鹿児島県、香川県など九州地方を中心に栽培されています。粘り気があって食味が良く、味のバランスがとれているのが特徴です。また、収量も安定しています。

●あきたこまち

コシヒカリを母に持つ品種で、1984年（昭和59年）に秋田県農業試験場で誕生。同県生まれの小野小町にちなんだユニークなネーミングで一躍有名になりました。秋田県を中心に茨城県、岩手県、千葉県、岡山県など幅広い地域で生産されています。粘り、つや共にすぐれていて、噛むほどに甘味が感じられるのが特徴です。

●ななつぼし

北海道立中央農業試験場で2001年（平成13年）に誕生。北海道で今、もっとも多くつくられている期待の品種です。冷めてもおいしさが失われないのが最大の特徴で、お弁当やお寿司に人気です。味、白さ、つや、香り、軟らかさ、口当たりのすべてを備えています。無洗米としての適正にもすぐれています。

●はえぬき

1992年（平成4年）に、山形県農業試験場庄内支場で生まれ同県で育った〝はえぬき〟であるところから、この名がつけられました。主要産地は山形県。他に香川県、秋田県、福島県、新潟県でもつくられています。弾力があって冷めてもおいしく、おにぎりに適しているとされます。

●キヌヒカリ

１９８３年（昭和58年）、北陸農業試験場において誕生した品種で、その名は「炊き上がりのごはんが絹のように白い」ことからつけられました。滋賀県、兵庫県、徳島県、三重県、熊本県で栽培されていることからわかるように、関東より西の地域で主につくられ、食されています。

●まっしぐら

青森のブランド米の一つ。デビューは１９９３年（平成５年）で、青森県の推奨米として同県全土で多く作付けされています。いもち病への抵抗性が高く、収量も多くて食味にもすぐれています。適度な弾力があり、粘り気が少なく、炊き上がった時のつやや粒ぞろいの良さにも特徴があります。

●あさひの夢

愛知県で誕生。幻の米と言われた「旭米」のような、良質なお米として広まる願いがその名に込められています。関東圏を中心に栽培され、中でも栃木県、群馬県でもっとも多く作付けされています。粘り気が少なくあっさりとしているのでおかずを引き立てます。冷めてもおいしく、お弁当に適しています。

●こいしぶき

コシヒカリの子「ひとめぼれ」と「どまんなか」を交配してできた新品種です。約800通りの交配の中から選ばれました。10年前から新潟県内だけで栽培。コシヒカリの甘味とどまんなかのみずみずしさを兼ね備え、粘りが少ないのでさらっとした料理やチャーハンなどに人気です。

これらに続く11～20位の品種として、きらら397、ゆめぴりか、つがるロマン、あいちのかおり、きぬむすめ、夢つくし、つや姫、彩のかがやき、ハツシモ、ふさこがねがあります。

また最近は、最高ランクである「特A」米に新しい品種が続々と選ばれています。その内からも、いくつかご紹介しましょう。

●ゆめぴりか

日本一おいしい米をと言う北海道民の「夢」に、アイヌ語で美しいを意味する「ピリカ」から命名。ほどよい粘りと甘味に加え、炊き上がりはつやがあり、粒が厚いので高い収量性につながっています。北海道米の期待のエース。

●ふっくりんこ

ふっくらとしたおいしそうなイメージが名の由来。一般公募から採用されました。2003年（平成15年）に北海道立道南農業試験所で開発。ふっくらと軟らかく甘味があり、高い品質を保っています。和食によく合うお米です。

●つや姫

2008年（平成20年）に山形県で育成された品種。甘味、うま味、つやにすぐれ、口当たりや粘り気などのバランスが良く、炊き上がった時の白さや見た目の良さにも定評があります。山形県以外での生産も拡大しています。

●夢つくし

1993年（平成5年）に育成され、県内のみで栽培される福岡県のオリジナル米です。九州の地名の「筑紫」と気持ちを「つくす」から命名。コシヒカリの味わいとキヌヒカリの高い耐倒伏性を受け継ぎます。

●元気つくし

2009年（平成21年）に育成され、福岡県の名称の「つくし」と、食べる人に元気を与えるおいしいお米から命名されました。中粒でしっかりとした粘り気、もちもち感が特徴。炊いても形が崩れにくく、おいしさが持続します。

●森のくまさん

コシヒカリとヒノヒカリを親に持ち、１９９６年（平成8年）に熊本県農業研究センターで育成されました。命名は森の都・熊本で誕生したことに由来します。粒は細身で粘りのある良食味米です。

●さがびより

「天使の詩」と「あいちのかおり」を掛け合わせてできた品種です。佐賀県農業試験研究センターで、２００８年（平成20年）に育成されました。粒が大きく、炊き上がりはつやつやとして、もっちりとした食感があります。

●青天の霹靂

晴れ渡った空に突如現れる稲妻のような強烈な存在が名の由来。青森県で２００６年（平成18年）に育成された品種です。炊き上がってしばらくしてもつぶれることのない適度な硬さと、上品な甘味が特徴です。

この他、私の出身地である宮城県で生まれ、かつてその名を全国に知らしめたササニシキについても触れておきましょう。

●ササニシキ

1963年（昭和38年）、現宮城県古川農業試験場で誕生しました。父親のササシグレと母親のハツニシキの名から命名。宮城県が主産地。ふっくら軟らかめで淡白な食感が持ち味です。特にお鮨屋さんから高い評価を受けています。

ニューフェイスのお米たち

従来のお米に加え、近年はいろいろなお米が登場しています。たとえば無洗米は、洗わずにそのまま使えるので環境にもやさしいお米とされ、人気を得ています。研ぐ手間が省けることから、大量にごはんを炊く必要のある外食産業や、一般家庭でも利用者が増えています。

また、最近では、お米の持つ性質を最大限に活用した新たなお米も次々に登場し、広がりを見せています。「新形質米」と呼ばれる新品種です。中には病態食として活用されているものもあります。

●低アミロース米

粘りが強く、冷めても硬くなりにくいのが特徴であることから、おにぎりに向くだけでなく加工ごはんなどにも使われます。「ミルキークイーン」を中心に、「秋雲」「夏雲」などの品種があります。

●高アミロース米

低アミロース米とは反対に粘りが弱く、冷めると硬くなるのが特徴です。ピラフ、焼きおにぎり、チャーハンなどの冷凍ごはんによく使われます。品種には「ホシユタカ」や「夢十色」などがあります。

●香り米

独特の香りがします。「ヒエリ」などのように混ぜて使われる品種と、「サリークイーン」などのように単独で炊飯する2種類に分かれます。他にも、「稚児のほほ」などがあります。

●色素米

アントシアン系色素を含む「紫黒米」と、タンニン系色素を含む「赤米」があります。前者はビタミン類、鉄分、カルシウムが多く、赤飯や水飴などに、後者はポリフェノールが多く、赤飯や玄米おかゆによく用いられます。

●低グルテリン米

たんぱく質を制限されている人向けの病態食として注目されているお米です。「LGCソフト」の他、「春陽」などの品種があります。

●巨大胚芽米

胚芽が普通の品種の3倍以上、ギャバ（γ―アミノ酪酸）も2～3倍も多く、胚芽飯や栄養剤などに使用。「はいみのり」「北海209号」などがあります。

●低アレルゲン米（AFTライス）

米アレルギーのアレルゲンであるアルブミンとグロブリンが90％以上、グルテリンがほぼ半分除去されたお米です。「フラワーホープ」などの品種があります。

玄米と精白米の違い

稲はイネ科の1年草で、お米は稲の種に当たります。稲穂から脱穀したのが「籾《もみ》」で、その殻を取ったのが玄米です。それを精米し、表面のぬか層と胚芽を除去し精白米となります。これが普段私たちが食べているお米です。近年は、玄米の状態に近いお米の需要も多く、そのため玄米を３割だけ削り取った３分づき米、半分だけ除去した５分づき米、７割削り取った７分づき米も市販されています。

玄米が健康に良いことは広く知られています。その根拠はぬか層と胚芽にあります。ぬか層にはビタミンB_1やB_2を始めとするビタミンB群、カリウム、マグネシウム、リン、鉄などのミネラル、食物繊維などが非常に豊富です。また胚芽には、ビタミンEなどのビタミン類やカルシウムなどのミネラル、必須アミノ酸などがたくさん含まれます。

これほど栄養成分がぎっしり詰まっているのがぬか層と胚芽で、それを持つのが玄米です。精白されたお米にはこれらはありません。ですから、栄養面だけから言えば、玄米を食べるほうが体にずっと良いわけです。実際、そうしている人も多くいます。近年の調理技術では玄米でもおいしく炊飯することができます。栄養があって、おいしい。これこそが毎日食べ続けることのできる必要条件と思います。

これまでは精米はお米屋さんの仕事でしたが、最近では家庭でできる精米機も売られ、それを利用する人もよく見かけます。品種や産地だけでなく精米にもこだわる人が増えたと言うことでしょう。

機能性バツグンの発芽玄米

栄養の宝庫である玄米ですが、なんといっても硬くて食べづらいのが難点です。ところがそれを解消する玄米が登場しました。それが発芽玄米です。

発芽玄米は、その名の通り発芽した玄米です。0・5〜1㎜くらいの、目を凝らさなければ気づかないほどの小さな芽が出ています。発芽することで眠っていた酵素がいっせいに活性化し、栄養成分が最高の状態に引き出されているため、白米はおろか玄米よりも栄養価が高いのが特徴です。しかも、皮が軟らかいので消化も良いという利点も合わせ持っています。

とにかくバツグンの栄養価を誇る発芽玄米ですが、なかでも脚光を浴びているのがギャバ（γ―アミノ酪酸）です。その量は玄米の3倍、白米の10倍にも達します。

ギャバは体内で抑制系の神経伝達物質として脳内の血液の流れを活発にしたり、酸素の供給量を増やしたり、脳細胞の代謝機能を高める働きのあることがすでにわかっています。イライラしがちな人は脳内にギャバが足りない恐れがあり、実際、パニックや不安状態にある人の脳脊髄液を測ってみたところ、ギャバが著しく減っていたという実験結果が報告されています。

ギャバの働きは他にもあり、まず血圧を下げることです。高血圧予防に効果があるとされます。次が中性脂肪を抑えることです。血液中のコレステロールや中性脂肪をギャバがコントロールし、脂質代謝を促します。肥満防止になり、糖尿病予防にも期待が持たれています。また、肝臓や腎臓の働きを高める作用もあります。

ギャバだけでもこれほどすぐれているのですが、他にも発芽玄米には脂肪肝や肝硬変を予防するイノシトール、活性酸素を除去するフェルラ酸、自律神経失調症や更年期障害を緩和するγ—オリザノールなどが、どれも白米の５倍以上も含まれます。ビタミンや食物繊維も豊富で、白米の３倍以上もの量です。

そして発芽玄米が嬉しいのは白米に混ぜて簡単に炊けることです。水加減は白米だけの時より少し多めに、また炊き上がったら30～60分程度通常より長く蒸らすだけです。玄米のような手間が要りません。

なお、発芽玄米は家庭でも簡単に玄米からつくることができます。

雑穀は栄養のサプリメント

発芽玄米と共に、最近、注目されているのが雑穀です。

私が子供の頃は白米ばかりのごはんのほうが珍しかったくらいで、どの家でもたいてい麦が混ぜられていました。もっとさかのぼれば、ヒエやアワがごはんという時代もありました。主に経済的な事情によるのですが、最近では、健康面からこれらの雑穀を進んで食卓に取り入れる家庭が増えています。雑穀が見直され、その良さが知られるようになったためです。

雑穀には大麦、ハト麦、アワ、ヒエ、キビ、古代米と呼ばれる赤米や黒米、アマランサスなどがあります。これらは白米に比べて栄養価が高く、特に食物繊維が多量です。中でも多いとされる大麦は、白米の19倍にものぼります。カルシウム、マグネシウム、ビタミン、鉄分なども軒並に豊富で、白米より何倍も多く含まれます。これらのことが体にすぐれた働きをもたらし、血糖値や血中コレステロール値の上昇を抑えたり、善玉コレステロールを増やしたり、貧血や老人性骨粗鬆症を予防したり、発がんを防いだりします。

ところで、これらの栄養素や機能性成分は食事ではなかなかとりづらく、そこで現代人はサプリメントで補おうとしがちです。カルシウムや食物繊維はその最たるものです。しかし、本来、これらは食事から摂るべきですし、またそのほうが自然です。第一、必要とするサプリメントをすべて摂ろうと思ったら、いくつもの錠剤やカプセルを口にしなければならず、費用の面でも馬鹿になりません。食事から摂って、それでも足りなければその分をサプリメントで補う、これがサプリメントの賢い利用のし方です。

この点、雑穀は天然のサプリメントと言えるものです。なにしろ先に述べたように驚くほど栄養成分が豊富です。ごはんに混ぜるだけで現代人が不足しがちな微量栄養素や機能性成分が一度に、また種類多く摂取できます。生活習慣病が心配だという人には心強い主食となりえます。

雑穀について一番気になるのは炊き方でしょうが、麦や古代米はごはんと同じ要領で炊くことができます。また、最近では便利なものができていて、すでに火の通った何種類もの雑穀が乾燥した状態でパック詰になっています。白米に混ぜれば良いだけです。

健康志向が進む中、雑穀人気は今後も高まるものと思われます。

お米の上手な保存法

食品にとって保存は大切です。お米マイスターにお米の上手な保存法を教えてもらいましょう。

まず、どっさり買い込まないことです。1ヵ月以内に食べきるだけの量にとどめるようにします。というのも、おいしさには期限があるからです。限度は冬場で約1ヵ月、夏場で約2週間です。それ以上を過ぎると味もだんだん落ちてきます。まして白米では2、3ヵ月以上たつとコクゾウ虫などが発生する恐れが出てきます。新米をせっかく購入しても、味が落ちたり傷んでは何もなりませんから、他の食品と同じようにできるだけ新鮮な内に食べるようにしましょう。

保存する際は、風通しが良く、涼しい場所を選びます。一般にはキッチン内でしょうが、水気の多い流し台の下や火の気の多いレンジの周辺はお米を早く傷めますから、避けたほうが無難です。

それに対し、お米マイスターが勧めるのは冷蔵庫の中です。チャック付きのビニールパックや蓋付きのプラスティック容器、あるいは空になった小サイズのペットボトルを用意し、そこに1日分くらいを小分けにして入れ、保存します。ビニール袋の口元を輪ゴムでしばっただけで冷蔵庫に入れておく人がいますが、中のお米が乾燥するのでこれは良くありません。必ず密封できるものを使用してください。

おいしいごはんの炊き方

ごはんは炊き方しだいで、おいしくもなればそうでなかったりもします。炊き方は非常に重要です。お米マイスターが次のような点をアドバイスしてくれます。

まず計量ですが、きちっと量ります。それにはお米を計量カップに山盛りにして入れ、縁からお米をすり切るようにします。こうすると正しい量が得られます。

次に、洗います。「研ぐ」とも言うため、研ぐくらいしっかりと洗わなければならないように思ってしまいますが、それは昔の話で、今はそこまでする必要はありません。精米技術が発達していて〝ぬか切れ〟が良いからです。また、乳白色に濁った水を汚れと勘違いする人がいますが、あれはでんぷん質が溶け出したものです。せっかくの栄養成分です、中にとどめておくためにも、2、3回、軽くすすぐ程度で十分です。ただし、お米は水分の吸収が早いので手早く行なうことが条件です。

唯一、ゴシゴシ洗わなければならないのは白米といっしょに炊く場合の玄米です。「とにかく必死になって洗ってください」と、お米マイスターは言います。こうすることで玄米の表面に傷がつき、そこから水が浸入して白米といっしょに炊くことが可能になります。

次が浸漬です。お米を水につけておくことです。お米は生のでんぷんをαでんぷんに変えることで炊き上がります。これをお米のα化と言います。α化が進むとお米本来の粘りや弾力が引き出され、おいしいごはんに仕上がります。そのために大切なのが浸漬です。お米は洗った時点で8割まで水が入り込んでいます。残りの2割、つまりお米全体に水を浸入させるのが浸漬の目的です。こうしてまんべんなく水を浸入させると、それだけ熱回りが良くなり、α化が充実して、おいしいごはんに炊き上がるのです。

浸漬の時間は、冬場で1時間以上、夏場で30分以上です。こうしてつけたら炊き始めますが、ただし、「水がぬるくなっていないかどうか、必ず確かめてください」とお米マイスターは言います。冬場はそうでもありませんが、夏場はつけておく間に水がぬるんでしまっています。このまま炊くとすぐに沸点に達して良くありません。反対に水が冷たいと、達するまで2、3分かかります。たったこれだけの違いが、炊き上がった時に味の差となって現れるのです。ぬるんでいたら必ず炊く前に冷たい水に取り換えてください。氷をひとかけら入れてもかまいません。ただし、その分水を少し捨てることを忘れないでください。水加減については内釜に書かれた水位をきちんと守ります。

こうして準備が整ったらスイッチを押します。あとは炊飯器にお任せです。

炊き上がったら、余計な水分を飛ばすために内釜の縁に沿ってしゃもじを1周させ、すくい上げるようにして混ぜます。こうしておけば時間がたってもごはんはふっくらしたままです。

進化する炊飯器

ひと昔前までは、ごはんは釜で炊いていました。それが炊飯器の登場によって、機械が炊いてくれるようになり、家庭の主婦の労働もずいぶん軽減されました。今ではごはんは炊飯器で炊くのが当り前になっています。

炊飯器には電気とガスの2タイプがあります。少し前までは熱回りの速いガスのタイプが人気があったのですが、近年、高性能の電気炊飯器が登場してからは、こちらのほうが主流になっています。

炊飯器が出たての頃は、単にヒーターで加熱し、一定の時間がくると電気が切れるという単純な構造のものでした。その後、電子ジャーの登場によって炊飯器で炊いたごはんを移し替えるだけで常に温かいごはんが食べられるようになり、さらに炊飯から保温へと自動的に切り替わる1台2役の電子ジャー炊飯器も登場し、ごはんを移し変える手間も省かれるようになりました。

しかし一番おいしくごはんが炊けるのはやはり「かまど炊き」であることは誰もが認めるところです。そこでこの理想的な炊き方を電子ジャー炊飯器の機能に託すべく研究が重ねられ、その結果、開発されたのがマイコン炊飯ジャーです。マイコン制御によって加熱をより細かくコントロールすることで、おいしいごはんを炊き上げることが可能になりました。

近年はさらに進歩し、電磁誘導加熱という新しい炊飯方式によりガス並みのハイパワーで効率良くごはんを炊き上げるＩＨ炊飯器や、釜内部の圧力をコントロールしてごはんのうま味と粘りを引き出す圧力ＩＨ炊飯器が開発されています。現在、炊飯器全体の半数以上はＩＨタイプで占められています。さらに、最近では〝かまど〟の形をした炊飯器も登場して人気です。

近年の炊飯器の特徴ですが、それはいろいろな種類のお米や料理の仕方をスイッチ一つで変えられることです。白米、炊き込み、おかゆ、おこわ、玄米、発芽玄米、無洗米など、簡単に炊き分けることができます。また白米でも軟らかめ、普通など、好みに合わせて炊飯器が自動的にやってくれます。

日本製の炊飯器は性能が良く、爆買にやってきた中国人観光客がこぞって購入するのを見てもわかります。早炊き機能で炊いても十分おいしいというすぐれものです。また、最近では品種別に炊き分ける炊飯器も登場、また、これまで5合炊きがほとんどだったのが、一人暮らし向けの3合炊きも新たに販売されています。

ところで炊いた後ですが、余った時はみなさん、どうしていますか。中には炊飯器に入れ放しという人もいるかもしれません。保温状態のままにしておくと、時間がたつにつれ味は落ち、長時間に及べば臭ったり黄ばんだりしてきます。せっかくのおいしいごはんです。残ったらお茶碗1杯分の量を目安におにぎりにし、冷ましてから冷凍庫に保存することをお勧めします。これだと1食分ずつ取り出せ、後は電子レンジで温めれば良いだけです。いつでもおいしいごはんが食べられます。ただし、普通の形のおにぎりだと電子レンジに入れた際、外は温まっても中はまだ冷たかったりします。しっかり握ったら平たい形にして熱回りを良くしておくことがコツです。

おいしさを引き立てる器

料理に凝る人は器にも凝るとよく言われます。特に日本料理はその繊細な美しさを器に盛ることで見せる料理でもありますから、器は大切な要素です。ごはん茶碗も例外ではありません。特にごはんは白一色ですから、ごはん茶碗の持つ力は大きく、ぴったり合うものであれば、ごはんのおいしさが引き立ち食も進みます。

選ぶ場合のポイントにはいくつかあります。一つが季節感です。春であれば桜の花びらのような淡い色調のものが、夏であれば青を基調とした涼しげな色合いのものが、秋は反対に深みがあり、冬は暖かみのある色合いのものがよくマッチします。

また、手に持った感触も重要です。暑い時はひんやりした感じのものが良く、薄手の磁器が向きます。反対に寒い時はぬくもりを感じさせるものがふさわしく、陶器や漆の器などが適しています。気温を肌で感じながら、日によって今日はこのお茶碗、明日はこっちと言うように、あれこれ考えるのも楽しいものです。

また、料理の内容に合わせて変化をつけるという方法もあります。純和風料理では、茶碗はそれなりの和風の絵柄のものが良いでしょうし、肉料理などの洋風の料理を合わせる時は、茶碗も洋風の絵柄や、あるいはいっそ洋風の器に変えてみるのも、新たな味わいにつながります。

昔から伝わる絵柄にはいろいろありますが、もっとも多いタイプが草花文《そうかもん》と言う草や花の描かれた茶碗です。早春は梅、水仙、春は桃、桜、夏から初秋にかけては朝顔、桔梗、萩、秋は菊、冬は山茶花《さざんか》と言ったように模様がほどこされています。それぞれの季節に沿って絵柄を選ぶと風情もあって食事がいっそう楽しくなります。

●コラム

かつお節のチカラ

日本料理は〝だし〟で決まるとよく言われます。それほどだしは日本料理の味を左右する大事なものです。だしの素材としては昆布や干ししいたけもありますが、一番使われるのは、やはりかつお節です。

かつお節のうま味は中に含まれるイノシン酸が中心になっています。これが昆布に含まれるグルタミン酸のようなアミノ酸に作用し、その相乗効果によってうま味がつくり出されます。かつお節に昆布を合わせると、いっそうおいしいだしになるのもそのためです。

かつお節は『古事記』の頃から伝わる調味料です。他にも古くからあるのが味噌や醤油ですが、これらが中国から伝わったのに対し、かつお節は純粋に日本で生まれた食品です。黒潮にのって回遊してきたカツオを使ってつくり出した独自のもので、その点、わが国の調味料のルーツとも言えます。

かつお節はおいしいだけでなく、栄養成分が詰まっている健康食品です。ずば抜けて多いのがたんぱく質で、しかも人体でつくることのできない９種類の必須アミノ酸がすべて含まれます。中でもリジンが大変豊富です。リジンはお米にはあまり入っていないので、ごはんにかつお節をふりかけて食べるのは、お米に足りないリジンを補う上で大変理にかなっています。コンビニで常に人気上位のおかか（かつお節の別称）入りのおにぎりも同様です。

イノシン酸の他には疲労回復に効果を発揮するペプチドや、ＥＰＡやＤＨＡと言った不飽和脂肪酸も多く、すぐれた栄養食品と言えます。

お米マイスター
日本米穀小売商業組合連合会

五ツ星
お米マイスター
日本米穀小売商業組合連合会

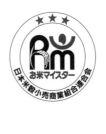

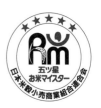

第３章

ごはんを
まいにち食べて
健康になる

朝ごはんでスタートダッシュ

みなさんは朝ごはんをしっかり食べていますか。改めてそう問うほど、近年、朝食をとらない人が目立って増えています。厚生労働省の「国民栄養調査」（２０１４年）によれば、特に20代に顕著で、男性で26％、女性で10・６％と実に男性の４人に１人、女性の９人に１人が果物はおろか、まったく朝ごはんを食べずに仕事や学校に出かけています。次に多いのが30代で、男性で14・１％、女性で７・９％とこちらも高くなっています。また、成長期にある10代でさえ朝食をまったくとらない子がいます。全世代に共通する理由としては、「習慣で食べない」が一番多く、続いて「朝、起きられなかった」「食べる時間・つくる時間がなかった」となっています。

確かに、ぎりぎりまで寝ていると、起きてもすぐには食欲がわかないでしょうし、また、その時間もないでしょう。しかし朝ごはんを抜くと、良いことは一つもないと言っていいくらいです。

人が体を動かしたり頭を働かせたりするのは、エネルギーが基になっています。エネルギーは起きて活動している間に主に使われますが、夜寝ていても脳や内臓を動かすのに費やされます。ですから朝起きた時はエネルギーは空っぽ。車で言うところのガス欠の状態です。体温、血圧が共に低く、頭もぼうっとしているのはその現れです。

そこで新たにその日のエネルギーを補う必要があるのですが、それが食事です。つまり朝ごはん。朝ごはんを食べることで必要な栄養素が体内に入り、エネルギーがつくり出されます。その結果、力はみなぎり、脳も活発に働き始めます。反対に朝ごはんを食べないと、エネルギーは空っぽのままですから、活力もわかず、脳もよく働きません。やる気がなかなか起きず集中力もなくなり、結果的に仕事がはかどらなかったり、勉強にも身が入らなくなったりします。

また、便秘にもなりやすくなります。排便は腸のぜんどう運動によって促進されるのですが、その運動が1日の内でもっとも活発なのは朝で、それも朝食の後ということがわかっています。朝食をきちんととれば排便が進みますが、とらないとぜんどう運動が促進されず、便秘が起こりがちです。

1日を快適に、また有意義にすごせるかどうかは、朝ごはんをきちんととるかどうかにかかっていると言えます。

朝はごはんが一番

では、朝はどのような食事をとれば良いのでしょうか。

朝食はごはんよりもパン、と言う人が多いのではありませんか。慌しい朝の時間帯では、調理にそれほど手間のかからないパン食は便利です。しかし、エネルギーをつくり出す点から言うと、ごはん食のほうがまさっています。

エネルギーをつくるのはたんぱく質、脂質、炭水化物の、いわゆる3大栄養素です。これらを朝食によってバランス良く十分に摂ることでエネルギーが生まれます。理想のバランスとしては、たんぱく質が15％、脂質が20～25％、炭水化物（糖質）が55～60％とされます。これらが1g当たりそれぞれ4kcal、9kcal、4kcalのエネルギーを体内でつくり出します。

そこでごはん食とパン食を比べてみましょう。たとえばごはん食では、ごはんに豆腐とわかめの味噌汁、ほうれん草のおひたしに生卵を加えた納豆と焼き魚。パン食ではトーストにウィンナーのオムレツ、野菜サラダにミルクとしましょう。ごく一般的なメニューと言えるかと思います。

そこで比べてみると、エネルギー量はどちらもだいたい同じで、５５０kcal前後です。異なるのはたんぱく質と脂質と炭水化物の比率です。先の理想値に照らし合わせてみると、ごはん食ではそれぞれ22％、25％、52％とほぼそれに近い値ですが、パン食では16％、53％、32％と炭水化物が少なく、反対に脂質が非常に多くなっています。総エネルギー量は同じでも、栄養素の構成面で大きな違いがあるのです。それでも摂取したエネルギーがすべて消費されれば良いわけですが、体をあまり動かさなかったりして余った時は、パン食では脂質の量が多い分、脂肪として蓄積される率が高くなります。つまり太りやすくなります。

また、ごはん食のすぐれている点は、栄養素や機能性成分が幅広く含まれていることです。生物、汁物、焼物、煮物、蒸物など多彩な料理方法と、バリエーションが豊富な食材によるためで、その点、一般家庭でよくつくられるパンを主食にした朝食では油脂類を使った料理が多くなりやすく、どうしても栄養がかたよってしまいます。

少しだけ早めに起きれば、また、そのために少しだけ早めに寝れば、朝ごはんを食べるのはそれほど難しいことではないはずです。生活リズムとして栄養バランスとして、そしてなにより朝の食卓を家族でいっしょに囲むためにも、朝はできるだけごはん食をとるようにしましょう。

ごはんとがん予防

日本人の3大死因はがん、心疾患、脳血管障害で、中でもがんは1981年に死因のトップになってからも上昇の一途をたどっています。がんによる死亡者数は男性で約21万7000人、女性で約14万8000人（2013年）で、1985年の約2倍にも達しています。今や日本人男性の4人に1人、女性の6人に1人ががんによって死亡するとされています。

がんで死亡する人がこれほど増えた要因としては、一つに大腸がんの急増が挙げられます。大腸がんによる死亡者は1950年には男性で1819人、女性で1909人でしたが、64年後の2014年には男性で2万6600人、女性で2万2900人と桁違いに多くなっているのです。死亡率は男性では肺がん、胃がんに次ぐ第3位、女性は第1位です。女性の大腸がん死亡率が全がん中のトップになるだろうと10年前に予測されましたが、現実のものとなりました。

大腸がんの増大は、日本人の食生活の変化に最大の原因があるとされます。１９５０年の死亡者数に現れているように、３食共和食という当時の日本型食生活では大腸がんにかかる人は非常に少なかったのです。ところが日本人の食生活がだんだんと肉類を中心にした欧米型の食事に変わり、さらに主流になり出すと、それに比例するかのように大腸がんも増え始めました。実際、欧米人の大腸がんによる死亡率は非常に高く、日本人の３倍にものぼっていました。ところが今、わが国もそれに近づきつつあるのです。

欧米型の食事が大腸がんを生みやすいのは、動物性脂肪の摂り過ぎと食物繊維の不足にあるとされます。食物繊維はかつては何の役にも立たない〝カス〟と見られていたものですが、今では「第６の栄養素・非栄養素の栄養素」と言われるくらい重要視されています。腸内で発がん物質の発生を抑えるなど、数々のすぐれた働きのあることがわかり、俄然注目されるようになったのです。

食物繊維は野菜類、豆類、果物、穀類、海藻類などに多く含まれます。その食物繊維が豊富なのが日本型の食事です。たとえば、ごはんに納豆とわかめの味噌汁、きんぴらごぼうに、れんこんや人参などの野菜の煮物と言ったよくあるメニューをとっても、そこには食物繊維がいっぱいです。わかめやごぼうには驚くほどたくさん含まれますし、納豆、れんこん、人参も多量です。またごはんにも、食物繊維の持つ整腸作用と同様の働きをする難消化性でんぷん（レジスタントスターチ）が含まれ、二重、三重に大腸がんを予防してくれます。ところが欧米型の食事では、このような食物繊維の豊富な食材が使われることが少なく、このことが大腸がんを発症させやすくしています。

食物繊維を多く含む、ごはんを主食とした日本型食生活を中心に据えることで、さらに増大が予想される大腸がんから身を守るようにしていただきたいと思います。

生活習慣病予防に最適なごはん

生活習慣病はその名の通り、ふだんの生活習慣が病気の発症や進行に深く関わる病気で、高血圧・脂質異常症・糖尿病・肥満などがその代表として挙げられます。これらは「死の四重奏」と呼ばれ、もちろん単独でも怖い病気ですが、重複すると命にかかわる危険が増します。

要因としては、食生活、運動不足、喫煙、飲酒などがありますが、なかでももっとも関係が指摘されるのが食生活です。特に欧米型の食事が最大の要因とされます。

では、日本型の食事と欧米型の食事とではどこが違うのでしょうか。一言でいえば、日本型の食事は低エネルギー、低脂肪、高たんぱく質です。一方、欧米型の食事は高エネルギー、高脂肪、高たんぱく質です。高たんぱく質の点では同じですが、エネルギーと脂肪の点で異なります。欧米型の食事が生活習慣病を引き起こす可能性が高いのは、まさにこの高エネルギー、高脂肪の点にあるのです。

このような食事ばかりを続けていると、エネルギーのとり過ぎから肥満が生じやすくなります。肥満は多くの病気の基になるもので、高血圧、糖尿病を始め、いろいろな生活習慣病を誘発します。また、栄養がかたよることで、そのバランスが悪くなり、特に体組織の成長や保持、機能調節に役立つビタミンやミネラルの不足をもたらします。ビタミンＣ一つとっても、この栄養素が不足すれば免疫機能が弱まり、異物質の体内への侵入を簡単に許して病気にかかりやすくなります。さらに、前述したように食物繊維の不足も問題です。

生活習慣病を予防するには、まず低エネルギー、低脂肪の食事をとることです。それにもっともふさわしいのがごはんを中心にした日本型の食事です。栄養バランスにもすぐれているので、微量栄養素や機能性成分までまんべんなく摂取でき、それだけ生活習慣病にかかりにくくなります。

血糖値を下げるごはん食

生活習慣病の中で、今や日本人にとって国民病とも言われているのが糖尿病です。現在、糖尿病が強く疑われる人は全国に約950万人、その可能性のある、いわゆる予備軍まで加えると2050万人にものぼります。

糖尿病には2つのタイプがあり、Ⅰ型とⅡ型です。前者は子供や若い人に多く、免疫の異常によってインスリンがまったく分泌されないことで起きます。後者は成人に多く、遺伝体質、食べ過ぎ、運動不足、肥満、ストレスなどが原因で発症し、日本人の糖尿病患者の95%はこのタイプです。

糖尿病は膵臓から分泌されるインスリンと密接な関係があります。インスリンは血糖を下げる働きのあるホルモンで、食後に上がった血糖値が時間がたつと下がるのも、インスリンが正常に働くからです。ところがその機能が弱かったり分泌不足だと血糖値は上がったままになり、つまり高血糖状態となって、その結果、全身の血管や神経がじわじわと冒され、体のあちこちにいろいろな症状となって現れます。これが糖尿病です。糖尿病は合併症が怖いとよく言われますが、まさにそうで、網膜症、腎症、神経障害の３大合併症の他、動脈硬化を招いたり心筋梗塞や脳梗塞を引き起こしたりもします。

糖尿病になったら、なによりも食事の管理が必要です。インスリンの働きに見合う量の食事をし、血糖値が急激に上がらないようにすることが大切です。なぜなら血糖値が上がれば上がるほど、それを下げるために多量のインスリンを必要とするからです。しかしその機能が弱いので対応できず、病気を進行させてしまいます。今はまだ糖尿病でない人も、このような食事を続けていると、それだけインスリンに負担がかかりますから、糖尿病を誘発する恐れが出てきます。

血糖値の上昇度はグリセミックインデックス（ＧＩ）に表わされます。ブドウ糖を摂取した時の血糖反応の度合を言い、ＧＩ値が高いほど血糖値が急激に上昇したことを意味します。そこで主食のパンとごはんを比べてみると、パンはGI値が100であるのに対し、ごはんはそれよりずっと低い81。パンが急上昇するのに対し、ごはんは上昇がずっと穏やかです。

ごはんやパンの主成分である炭水化物は最大のエネルギー源です。食事からはずすことはできません。それだけに血糖値が急激に上がらなくてすむごはん食は、糖尿病を防ぐ上で大変適しているのです。

ごはんで動脈硬化を予防する

人の細胞は体内に60兆もあるとされ、そのすべてに酸素や栄養素を送り届けているのが血管を流れる血液です。ですから血液は常にサラサラで、また血管も丈夫でなくてはなりません。ところが中高年になると、動脈硬化が発症しがちです。

動脈硬化とはコレステロールなどが血管壁に付着することで動脈が細く、また硬くなる症状を言います。動脈硬化が怖いのは、狭心症や心筋梗塞などの虚血性心疾患や脳卒中などを引き起こす要因となるからです。そこまで至らないまでも、細くなった血管を血液が流れることで血管に対する圧力が増し、高血圧を発症させます。動脈硬化を示すのが高血圧です。動脈硬化になると元の健康な血管に戻すことは不可能で、治療によって血液の流れを良くするぐらいです。それだけに日頃から動脈硬化にならないように、仮になっても進行しないように気をつけることが重要です。

そのためには食生活に十分注意を払わなければなりません。肥満であったり、あるいは脂肪分の多い肉類や乳脂肪類、また元々コレステロールを多く含む卵黄類などを摂り過ぎると、どうしてもコレステロールが高くなります。ただし、コレステロールはすべて悪玉とは限らず、善玉もあります。動脈硬化を引き起こすのは悪玉のほうで、LDL（低比重リポタンパク質）と呼ばれ、肝臓からコレステロールを体の組織に運び、これが血管壁にたまることで動脈硬化を発症させます。

では、動脈硬化を防ぐにはどのような食事をすれば良いのでしょうか。それにはごはん食が適しています。男女7000人を対象にした厚生労働省による調査結果にも示されています。1日にごはんを1回食べている人、2回食べている人、3回食べている人のそれぞれのコレステロール値を測定したところ、女性の場合、コレステロール値は日に1回、2回、3回の人の順に低くなり、コレステロールの平均値に至っては、日に3回食べている人は日に1回しか食べない人より10mg／dlも低いことが判明したのです。男性は女性ほどではありませんが、それでももっとも低かったのは1日に3回食べている人でした。

ごはん食は、脂肪分やコレステロールの少ない魚介類や野菜類などをおかずにして摂ることができるので、コレステロールを高くしないために非常に適しています。

中高年を過ぎると動脈硬化は例外なくどの人にも起こります。しかし、進行するかどうかは毎日の食事の内容にかかっています。おいしいだけでなく健康にも良いごはん食で動脈硬化もまた防げるのですから、是非、食生活の中心に据えていただきたいと思います。

ごはん食がもたらす抗酸化パワー

活性酸素という言葉を耳にされたことがあるかと思います。今やがん発症の90％はこの活性酸素が原因と言われるほど、健康を阻害する物質として問題視されています。

活性酸素は文字通り酸素と密接な関係があります。酸素は人が生きていく上で不可欠で、欠乏すると死に至ります。また食べ物を体内でエネルギーに換える重要な働きも担っています。それほど大切な酸素ですが、時に害のある物質に変わることがあり、それが活性酸素です。吸った酸素の内２％が活性酸素に変化すると言われています。２％と言うと大した量に思えませんが、実際にはその影響ははかりしれないほど大きいのです。

活性酸素が過剰につくられると酸化ストレス、つまり生体の酸化反応と抗酸反応のバランスがくずれ、体が前者に傾いた状態になります。酸化とは簡単に言えば組織や細胞がサビつくことです。その結果、動脈硬化、心筋梗塞、脳梗塞、糖尿病、がんなど、さまざまな病気が発症すると考えられています。

活性酸素を多量につくり出す原因としては、環境汚染、紫外線、ストレス、放射線などが挙げられます。しかし、日常生活の中では、紫外線を浴びたりストレスを受けたりするのはよくあることで、避けようにも限界があります。それだけに日頃から積極的にとっておきたいのが「抗酸化物質」です。文字通り細胞や組織の酸化を防ぐ物質です。

食品に含まれる抗酸化物質には酵素、ビタミン類、機能性成分の３種類があります。

その中で近年、話題になっているのが機能性成分の一種のポリフェノールです。赤ワインに多量であることから広く知られるようになったのですが、日本型の食事ではこのすぐれた機能性成分が非常に豊富です。特に大豆にはポリフェノールの中のイソフラボンが多量で、大豆からつくられる味噌、醤油、豆腐、油揚げ、納豆などにはたくさん含まれます。豆腐と油揚げの味噌汁だけで、グラス1杯分のワインの何倍ものポリフェノールを摂取できるほどです。

他にも、ごはんによく添えられる梅干にもポリフェノールの一種のフラボノイドが、また野菜ではなすや赤じそに同様にアントシアニンが、さらに食事時に飲む日本茶にも、強力な抗酸化物質であるポリフェノールの一種のカテキンがたくさん含まれます。

日本型の食事では、ポリフェノールだけでもこれほど多量なのですが、その上さらに野菜などからビタミンA〈β―カロテン〉、C、Eなどの抗酸化物質が加わりますから、その効果は何倍にもなって発揮されます。

〝ダイエット〟にはごはんがベスト

これまでもお話ししてきましたが、肥満はすべての病気の引き金となるものです。適切な体重に戻すことは生活習慣病を防ぐ上からも非常に重要です。

そこでダイエットを心がけている人も多いかと思います。しかし間違ったダイエットは体をこわすだけでなく、かえって体重を増やすことにもなりかねませんから、正しい方法で取り組むことが大切です。

たとえば、よく見かけるのが食事を抜くことです。食べなければ痩せるだろうという発想です。ところが実際は逆になるケースが多いのです。同じ量の食事を日に3回食べている人と2回の人とで体重の変化を調べたものによれば、減量に成功したのは日に3食の人のほうで、2食の人は途中まではスムーズにいくものの、結局最後は元の体重に戻ってしまっています。

意外に思えますが、なぜこのようなことになるのかと言えば、答は簡単で、無理をしているからです。2食ではおなかがすきます。そのため途中で我慢できずに間食をしたり、また、食事になると、すきっぱらのおなかを満たすためについ早食いになり、気づいた時には食べ過ぎてしまっているからです。

ダイエット中であることは当人が一番よくわかっているのにそれでも食べ過ぎてしまうのは脳の働きによります。「食べるのをやめ！」という指令を出すのは実は胃袋ではなく脳なのです。視床下部という器官にある満腹中枢によってです。満腹中枢はレプチンというホルモンから、「もう、おなかがいっぱい」というサインを受け、ストップの指令を出します。つまり、おなかがいっぱいになるとレプチンが分泌され、それを受けた満腹中枢の指令によって人は「もう、食べるのはやめよう」と思い、箸を置くわけです。ところが早食いの場合、食べ物が次々に口に入ってくるので、このホルモンが分泌される暇がないのです。するとストップの指令がなかなかかからず、その結果、食べ過ぎてしまいます。

そこで、早食いにならないようにすることなのですが、それにはまず3食をしっかりとることです。そして1食ごとゆっくり食べることです。それにもっとも適しているのがごはん食です。

なぜならごはんはよく噛みます。ごはん自体が粒でできていますから、粉でできたパンや麺類より回数多く噛みます。また、ごはん食では野菜や海藻類など食物繊維を豊富に含む物がおかずによく添えられるので、これらもまた噛まなければなりません。にらのおひたしや筍の煮物などを思い浮かべてください。何度も噛まないと喉の奥に入っていきません。漬物もそうです。ポリポリ、カリカリよく噛みます。梅干も同様です。中の身自体はとろっとしていますが、酸っぱいので少量を口に入れ、それをごはんといっしょにゆっくり噛んで合わせます。

よく噛めばそれだけ時間もかかり、必然的に早食いにならずにすみます。レプチンも十分に分泌され、食事の全体量は少なくても満腹感が生まれます。ごはんも30回以上噛むと甘くなります。まず、ごはんを、次におかずを口に入れ噛むこと30回。次にまた同じように30回。すると最初と後とでは味わいが異なってきます。これは口中調味と言って、噛むことで初めてつくられる味の変化です。これこそが日本の味、そして健康の要となります。

また、ごはん食は油やバターを使わない料理と合わせやすいという最大の利点があります。これは嗜好的にも栄養的にも機能的にも素晴らしいことで、結果的にエネルギー量が低く抑えられ、減量につながります。

日に3度のごはん食がダイエットを確実に、しかも健康的に成功させる一番の近道と言えます。

キレる子供はごはん不足

食生活の重要性は単に肉体の健康面だけでなく、精神面にも及びます。おなかがすくとイライラしたりヤル気が起きなかったりしますが、それは大人だけでなく子供でも同じです。近年、キレる子供が多いとよく言われ、ひと昔前までは見られなかった小学生や中学生による殺人事件なども起こっています。複雑な時代だけに原因は特定できませんが、食生活も影響しているとされます。特にカルシウム不足が指摘されています。

カルシウムはそれでなくても日本人に不足しがちな栄養素です。長年に渡って日本人の栄養摂取状態を調べている「国民栄養調査」を見ると一目瞭然で、他の栄養素がすべて平均所要量を上回っているのに対し、カルシウムだけは常に下回ったままです。男女共1日に650㎎はとってほしいとされているのですが、実際は男性で1日平均520㎎、女性は489㎎しか摂取されていません。1日約130～160㎎不足しています。

カルシウムはその内99％が骨や歯に含まれ、残りの1％が血液や体組織にあって、血液の凝固、筋肉の収縮、神経の興奮性を適度に保つなどの働きをしています。つまりカルシウムを十分に摂っていないと、3番目に挙げられている〝神経の興奮性を適度に保つ〟作用がうまくいかなくなるのです。その結果、ちょっとしたことでムカついたりキレやすくなったりします。もちろん性格や生活環境などもありますが、原因の一つであることは確かです。

ではなぜ、すぐにキレるほどカルシウム不足の子供たちが増えているのでしょうか。それはカルシウムの少ない食事をしがちだからです。カルシウムは牛乳やチーズなどの乳製品の他、小魚や海藻類、豆腐やがんもどき、野菜では小松菜、ゴマなどに豊富に含まれます。乳製品を除いては、これらの食材が主に使われるのはごはん食です。ですから、ごはんを中心とする日本型の食事を普段からよくとっていれば、自然とカルシウムを摂取でき不足しないですむのです。

ところが今の子供たちが好むのは肉類を中心にした欧米型の食事です。先に挙げた食材を口にする機会が少ないのです。朝はパン、昼は麺類やファーストフードなどを食べるのであれば、夕食だけでもカルシウムの豊富な食事をとる必要があるのですが、その夕食もこってりとした欧米型の食事が多く、これではカルシウムの摂取は非常にむずかしくなります。とりわけ牛乳が苦手な子供には深刻な問題です。

ところでカルシウムは吸収しづらい栄養素として知られます。しかしビタミンDがあればスムーズにいきます。カルシウムを摂る時はビタミンDも同時に摂ることが大切なのですが、ビタミンDを多く含む食品は魚介類、卵類、きのこ類など限られています。その中でもっとも豊富なのが魚介類で、中でもマグロやカツオにはたっぷり含まれます。これらを刺身にしてごはんと共に夕食で食べれば、たとえカルシウムの全体量は少なくても効率よく摂取できます。

また、カルシウムの他には、ギャバ（γ―アミノ酪酸）の不足もイライラを引き起こす原因となります。ギャバは発芽玄米に多量に含まれます。すぐキレる子供には日頃から発芽玄米を食べさせるのも一つの方法です。

今の子供たちの両親が育った時代そのものが欧米型の食事に移行し出した時期と重なるので、日本型の食事を中心に据えるのは容易でないと思いますが、子供たちの健全な精神を養う上でも、ごはん食の機会を積極的に増やしていただきたいと思います。

ストレスに強いごはん

子供も大人も人はストレスを感じながら生きています。ストレスはけっして軽視できないもので、がんを始めとしてさまざまな病気の引き金となるほどです。そこで日頃からストレスに打ち勝つ体づくりをしておく必要があるのですが、それは食事によって可能です。

ただしストレスを直接解消する成分と言うのはありません。しかしビタミンCやたんぱく質のように、ストレスになると大量に消費されたり、あるいはカルシウムやビタミンのように、不足するとストレスになりやすい成分があり、これらを日頃からよく摂っているかどうかが、ストレスに打ち勝つ決め手となります。他にもストレスと関係のあるのがセロトニンです。脳内にあって興奮や不快感を鎮める働きを持つ神経伝達物質です。慢性的に不足するとストレスにかかりやすくなるとされます。

そこでストレスから身を守るためには、これらの成分を食事によって十分摂ることです。それにふさわしいのがごはん食です。たとえばビタミンCは野菜から、たんぱく質は魚や肉、大豆製品から、カルシウムは小魚から、ビタミンは、しいたけ、海苔、豆などから豊富に摂取できます。またセロトニンはトリプトファンと言うアミノ酸から生成されます。白米を発芽玄米にするとさらに効果は上がり、豊富に含まれるギャバ（γ－アミノ酪酸）の力によってその機能が高まります。ギャバは抑制系の神経伝達物質として知られるもので、神経細胞の興奮を抑える働きにすぐれています。

ストレスにかかると気分がふさぎがちになるなどうつ状態になりやすく、そこから脱け出るのはなにかと大変です。日頃からごはんをよく食べてストレスに負けない体づくりをしておきましょう。

妊婦こそごはん食

妊娠中はそれまでと食べ物の嗜好が変わったり、つわりなどから食欲も減退しがちです。しかし胎児の成長は母親の体内を通して与えられる栄養のみによってですから、妊娠中の食事は健康な胎児を育てる上で非常に重要です。また食生活がかたよっていると、妊娠中毒症を招きかねませんから、栄養があってバランスにすぐれた食事を心がけることが大切です。それにふさわしいのがごはん食です。

実際、妊娠中期の妊産婦を対象に行なった調査では、朝、ごはん食をとっていない人の妊娠中毒症の発生率は16・4％であったのに対し、とっている人は9・9％と半分近くでしかなかったと言います。ごはん食では3大栄養素の炭水化物、たんぱく質、脂質をバランス良く摂取できる他、微量栄養素のビタミン類やミネラル類などもまんべんなく豊富に摂ることができるため、そのことが妊娠中毒症の発生率の低さに現れたものと考えられます。

また、妊娠中は特に気をつけなければならないのが鉄分の摂取です。胎児に奪われるためで、妊婦には鉄分不足による貧血が多く見られます。1日に必要な鉄分量は一般の成人女性では10～12㎎ですが、妊娠前半期は15㎎、後半期は20㎎で、後半期においては妊娠していない時の倍も必要です。

これだけの量の鉄分を摂るには、それを豊富に含むものを意識して食事に取り入れなければなりません。鉄分の多い食品としては、一番よく知られるのがひじきです。その他にも豚レバー、しじみ、ごま、切干大根、ほうれん草などがあります。これらを積極的に食べることで必要量の鉄分をまかなえるのですが、これらのほとんどは和食の食材と言って良いでしょう。つまり鉄分を多く摂ろうと思ったら自然とごはん食になります。言い換えれば、ごはん食でなければ必要量の鉄分をなかなか摂れないのです。

ごはん食は妊産婦だけでなく一般の女性にも大切です。と言うのも、女性は男性に比べて生理などによって鉄分が失われやすいため、気づかない内に鉄分不足になっている人が多いからです。20代の女性の12％が鉄欠乏性貧血にかかり、36％が潜在性の鉄欠乏状態にあるとされます。

すべての女性にとってごはん食が欠かせないことを、この機会に是非知っていただきたいと思います。

病人食におかゆが良いワケ

ごはんがパンと異なる利点の一つは、炊く時の水加減しだいでおかゆやおもゆになることです。

どなたも経験があると思いますが、病気になるとおかゆが出されます。おかゆもまだ早いという時はおもゆがつくられます。どちらも病人食の定番です。

では、なぜ病人食におかゆが良いのでしょうか。病気になると共通して言えるのが食欲がなくなることです。頭では食べて元気をつけなければとわかっていても、実際には食べ物がなかなか喉を通りません。熱があったりするためですが、そのままでは体力が衰え、病気を進行させることにもなります。

そこでまず元気になるためのエネルギーを補給することが必要です。その基となるのが炭水化物で、それを多く含むのがごはんです。しかし普通に炊いたのでは食欲がないところにもってきて、噛み砕く気力も失せた病人には辛い作業となります。一口食べただけで、「もう、いらない」と言うことも起こります。

そこで、あまり噛まないでもすんなり喉を通るものが求められ、それに最適なのがおかゆです。9割近くが水分で占められ、残りのほとんどが炭水化物でできていますから、体力の弱った病人にとって、無理なくエネルギーをつくり出してくれます。

また、おかゆには必ずと言っていいほど梅干が添えられます。この梅干も病気の回復に効力を発揮します。梅干には、食べると唾液がたくさん出て食欲をわかせると言う不思議な力があります。唾液はごはんに含まれたでんぷん質を麦芽糖に換え、吸収しやすい形にする働きがあります。つまり唾液が多いほど消化が助けられるのです。

病気になると胃も弱りがちですが、梅干を食べることで自然と消化が進むわけです。さらに、梅干の主要な成分であるクエン酸が、取り入れた栄養素をスムーズにエネルギーに変換してくれるため、それだけ回復も早まります。

おかゆに梅干。一見単純に見える組み合わせですが、日本人の知恵が生み出した非常にすぐれた病人食なのです。

老人パワーをよびさますごはん食

わが国は世界一の長寿国です。ＷＨＯ（世界保健機関）の発表によれば、日本人男性の平均寿命は80歳で世界第６位、女性は87歳で第１位。男女合わせた平均寿命となると84歳で、世界１９４カ国中トップです（２０１３年）。

このことは言い換えれば、それだけ老人が多いということです。長生きできることは嬉しい限りですが、それにはやはり健康であることが前提になります。健康をつくるのは食事です。ところが高齢になると食が細くなりがちです。食べ物を噛んだり飲み込んだりする機能が衰えることによります。しかし、ごはんの量が減ってしまうと体力もまた低下しますから、健康な毎日を送るためにもしっかりとごはんを食べることが大切です。

ある調査によれば、食事の全体量が減少し出すのは50代から60代前半頃にかけてで、特に主食の量が減る傾向にあると言います。ごはんの量が少なくなると、エネルギー源となるでんぷん質が十分に摂取できないために体力がつかず、運動低下などが起きやすくなります。

ごはんは人が健康であるための基本の食品です。まず、ごはんをしっかり食べて体力をつけることです。また、ごはんを主食にすると、主菜や副菜をいっしょにとれるので、バランスのとれた食事ができ栄養の確保につながります。

食事はすべての人に共通する楽しみですが、とりわけ外に出る機会の少ないお年寄りにとってはなによりの楽しみと言えましょう。ごはんをしっかり食べ、またおいしく感じられればそれは元気の証拠です。

また、介護食にしてもごはんが中心です。食べ慣れているという理由以外にも、栄養やバランスの点からごはん食が一番であることがわかっているからです。

健康に年をとるためにも毎日ごはんを食べるようにしましょう。

●コラム

かまぼこのチカラ

かまぼこはおせち料理やお弁当の食材として、昔から日本人にとっては馴染み深い食べ物と言えます。種類も豊富で、蒸し板かまぼこ、焼き板かまぼこ、細工かまぼこ、揚げかまぼこ、焼きちくわ、伊達巻き、笹かまぼこ、つみれ、はんぺんなど、姿形を変えていろいろあります。それだけに使い途も多く、和える、蒸す、炒める、焼くなどさまざまな調理法が可能です。また和食にも洋食にも中華にも使えて、まさに万能の食品と言えるでしょう。

かまぼこは古くから日本人の食卓にさりげなく添えられてきた名脇役です。今でも多くの高級旅館では、朝食にごはんの脇に梅干や漬物などと共にかまぼこが並べられます。それほどかまぼこは日本人の食生活に密着した存在であり続けています。

一方、栄養面にも目を見張るものがあります。魚肉からできているのでたんぱく質が豊富な上、大変良質です。さらに食べ物から摂るしかない９種類の必須アミノ酸をすべて含み、そのバランスも良く、体内への吸収にもすぐれています。しかも、同じ牛肉や豚肉の高たんぱく食品と異なり、低カロリー、低脂肪です。その上、血栓を防いだり脳の働きを良くするＥＰＡ（エイコサペンタエン酸）やＤＨＡ（ドコサヘキサエン酸）と言った不飽和脂肪酸も多量で、これらのことが生活習慣病を防ぐ上で大きな力を発揮します。

かまぼこが文献に登場するのは平安時代です。以来今日に至るまで、日本人に愛され食されてきた栄養価の高い食品、それがかまぼこです。

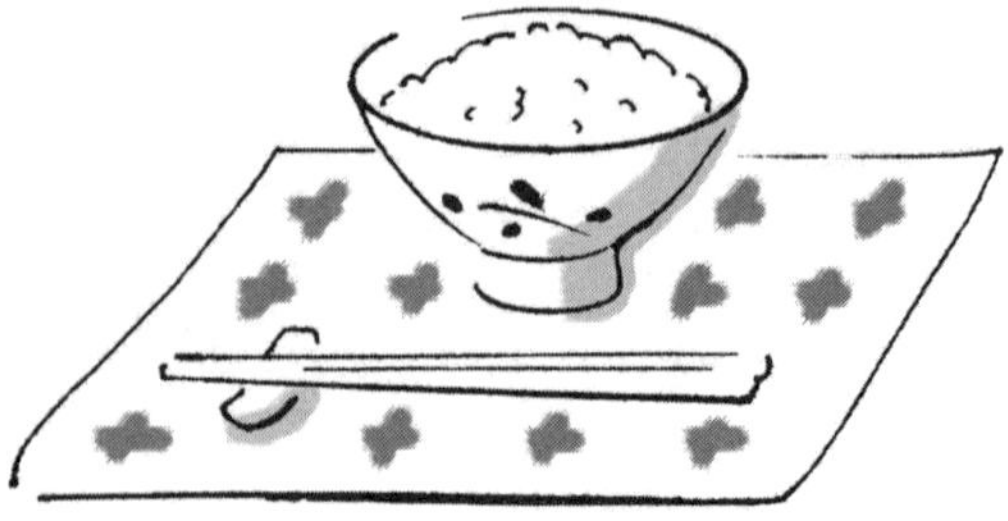

第 4 章

おにぎりパワーの秘密

若者の人気№1はおにぎり

どんなに時代が変わって欧米型食生活が主流になっても、日本人はやっぱり日本人だなと感じさせてくれるものがあります。それがおにぎりです。おにぎりは世代を超えて日本人に愛され続けています。あるアンケート調査によれば、週2～3回以上おにぎりを食べる人は20代がトップで、10代、40代、30代と続き、50代以上の人たちを上回っています。一番多い回数は週2～3回ですが、「毎日食べる」「週4～6回食べる」という人も10代では約2割近く、20代でも約1割強を占めます。3食共和食の私でさえ若者のおにぎり好きには改めて驚かされます。

どのアンケート調査でも同じような結果が出ています。「ごはんを食べよう国民運動推進協議会」が2016年の1～2月に行った、14196人を対象にしたアンケート調査でも、おにぎりをこの1週間に何個食べたかの問いに対して、男性の答えは平均で4・4個、女性は平均で4・1個でした。男女共1週間に4個は食べています。年代別では10代がトップで、20代、30代と続きます。なお、この推進協議会は、阪神・淡路大震災時におにぎりの炊き出しをしてくれたボランティアの善意を忘れないために、地震の発生した1月17日を「おむすびの日」として定めています。

若者のおにぎり好きはコンビニエンスストアと深く結びついています。実際、先のアンケート調査で「普段、どこでおにぎりを買いますか？」という質問に対して一番多かったのがコンビニで、次が自分または家族がつくる、3番目がスーパーマーケットでした。コンビニでおにぎりを買い求める人が非常に多いのです。また、好みの具を聞いたところ、1位が鮭、2位が梅干、3位が明太子、4位がツナでした。ただし具については、店舗の場所や利用する人の年代層などによって順番が入れ替わることがあると思われます。

ところでコンビニで売られているおにぎりには2タイプあって、一つが海苔が別になっていて自分でくるむタイプ。もう一つが最初から海苔が巻かれているタイプです。セパレートタイプのほうは海苔のパリパリ感が好まれているようです。

いずれにしても両方共、食べる時に直接手が触れないですむ工夫がパッケージになされています。おにぎりを食べる人の中には、仕事や勉強をしながらという人もいます。時間に追われるＩＴ企業などでは、おにぎりを口にしながらパソコンに向っていたり、あるいは夜食におにぎりを食べながら勉強をしたりなど、そんな時、ごはんや海苔が手にべたべたついてはいやなものです。この点、コンビニを始めおにぎり屋さんのおにぎりでは、そのようなことがないように配慮がされています。こんなところも、おにぎりが好まれる理由の一つとなっているのかもしれません。

日本のファーストフードの原点

おにぎりほどいろいろな面で便利な食べ物はないでしょう。ごはんと海苔と中に入れる具さえあれば、簡単につくることができます。極端に言えば、海苔や具がなくても、塩をまぶしてごはんを握るだけでおにぎりになるくらいです。

おにぎりの良さはなんと言っても簡便なところです。どこにでも持ち運びができ気楽に食べられます。この点ではハンバーガーに対抗する和風ファーストフードと言えましょう。

実際おにぎりは、わが国ではファーストフードのはしりといって良い食べ物です。１９８７年（昭和62年）に石川県で発見された弥生時代の遺跡から、日本一古いおにぎりの化石が発掘されています。

ただし、その存在がはっきりとしているのは平安時代です。宮中や貴族の館での催し物の折り、主人に付き添ってきた招待客の従者に、「ご苦労様」とねぎらいの意味からふるまわれたものが、わかっている最初のおにぎりです。当時は「屯食《とんじき》」と呼ばれ、玄米を卵形に握り固めただけのシンプルなものでした。

「おにぎり」とは、宮中の女官たちの間で使われていた「屯食」の女言葉です。事実、おにぎりは宮中では珍しくなく、紫式部の「源氏物語」にも登場します。主人公の光源氏が元服の際、家来たちに「鳥の子」という卵形をしたおにぎりをふるまったとあります。「鳥の子」は「屯食」の別称です。

ちなみに手で握ったものを「おにぎり」「握り飯」と言い、竹の笹などでくるんで紐で結んだものを「おむすび」と言って昔は区別していたようです。また、手や指を合わせて形をつくるのを〝むすぶ〟と言うことから、「おむすび」となったという説もあります。今でも地方によって呼び名が異なる傾向にあり、東日本では「おにぎり」、西日本では「おむすび」と呼ぶことが多いようです。

おにぎりの最大の特徴はお皿が必要でないことです。そこで平安時代以降、携行食として重宝がられ、戦国時代には戦さに赴く兵士の食糧として、あるいは野良仕事に出る時のお弁当として利用されるようになりました。なお、おにぎりと言えば海苔で巻いてあるものを思い浮かべがちですが、このスタイルが登場するのは、海苔が市場に出回るようになる江戸中期以降です。

また、おにぎりは駅弁にも用いられます。と言うより駅弁第1号はおにぎりでした。1885年（明治18年）に栃木県の宇都宮駅で梅干入りのおにぎり2つにたくあんを添えたものが駅弁の始まりと言われています。

手っ取り早くつくることができて、手っ取り早く食べられる。おにぎりはわが国のファーストフードの原点と言えましょう。

おにぎりカフェの登場

お腹がすいたけれど、ちゃんとした食事では重すぎるし、でもパンぐらいでは軽すぎるし……、と言った時、利用したくなるのがおにぎりカフェです。初めて耳にすると言う人もいるでしょうが、静かなブームになっています。朝食や昼食をそこですます人もいると聞きます。以前からもおにぎりを食事として提供する店はおにぎり屋さんに併設するなどしてあったのですが、「おにぎりカフェ」と言う新たなスタイルで登場したのです。

メニューはお店によって違いますが、おにぎり2、3個に味噌汁、あるいはそれにおかずが1品が付くというのがだいだいの定番と言えます。重くもなく軽くもなく、それでいて栄養は十分。そんなところが女性を中心に受けています。

おにぎりカフェのブームの背景としては、日本人のおにぎり好きや健康効果の高い和食への信頼、さらに和食のもたらす落ち着いた雰囲気があるようです。食事だけはゆったりとした気分で味わいたい、でも、それだけの時間がない。ところがおにぎりカフェだとそれが叶えられます。限られた時間であっても満足感のある食事が得られます。お膳が運ばれた時にプンと立ち昇る海苔やお味噌の香ばしい香り。一口食べた時に感じるごはんのほんのりとした甘味。そこにアクセントをつける鮭や梅干などのぴりっとした塩味。ごはん、海苔、具のそれぞれのうま味が口の中でゆっくりと合わさり、おいしさがじわっと広がっていきます。お新香をかむ音さえ耳に心地良く響きます。日本人だけに通じる安らいだ空間、それがおにぎりカフェです。充実した食事ができたことへの満足感が残ります。

この点では、日本茶カフェと通じるものがあります。日本茶カフェも、抹茶、煎茶、玉露をコースとして出したり、知る人ぞ知るという銘茶を揃えたり、オリジナルブレンドをふるまったりするなど、お茶の深い味わいを通して現代人に癒しの空間を提供しています。

おにぎりもお茶も日本人の食生活ではもっとも身近なものです。しかし、現代のようにスピードが優先される時代においては、家庭においてそれらをゆっくりと心ゆくまで味わうことはできにくくなっています。お茶を介しながら家族が集ってその日の出来事などに花を咲かせたかつての「茶の間」も、核家族化や少子化によって今ではその存在が薄れつつあります。

そんな「茶の間」を都会の一隅に移し、極上のおにぎりやお茶をふるまうことで現代人に心の安らぎを与えてくれる、いわば都会のオアシスとも言って良い存在がおにぎりカフェであり日本茶カフェです。

食文化の多くは伝統に根づき今に伝わっていますが、一方で現代に生きる私たちがつくり上げるものもあります。おにぎりカフェや日本茶カフェに現代の食文化の一端を見る思いがします。そして、これをさらに発展させ、忙しい今の社会、おにぎりを食べながら、今はなくなりつつある茶の間を心の隅にしっかりと据えておきたいものです。

トップアスリートは〝おにぎり党〟

卓球やアメリカの大リーグで活躍する日本人の有名選手たちが、試合におにぎりを持っていくことをご存知でしたか。アスリートの中には、国内での試合ばかりでなく海外遠征でも電気炊飯器やお米まで持参する人がいます。

日本人だから食べ慣れたごはんのほうが良いのだろうと思われがちですが、それだけではありません。それ以上に、ごはんはアスリートにとって大切な役目を果たしているのです。

運動をするにはエネルギーが必要です。エネルギーになる栄養素は炭水化物、たんぱく質、脂質ですが、主要は炭水化物です。糖質（炭水化物）が消化吸収され、肝臓に運ばれてからグリコーゲンとなって肝臓に蓄えられ、必要に応じてブドウ糖に分解されエネルギーをつくり出します。グリコーゲンが底をつくと貯蔵されてある脂肪やたんぱく質がそれに回されます。

このようにスポーツ選手にとって、炭水化物はエネルギーをつくり出す上でなによりも重要で、足りなくなると勝敗を左右しかねません。また、脳の働きにも影響します。脳の大部分は、炭水化物が分解されてできたブドウ糖を血液から取り込んでエネルギーとするのですが、不足すると働きが鈍る結果、瞬間的な判断力や相手の動きを読む力が弱まり、力が発揮できなくなる可能性が生じます。トップアスリートほど紙一重のところで競っているわけですから、このようなささいなことが勝負の分かれ目になります。

アスリートにとっていかに炭水化物が重要であるか、おわかりいただけたかと思いますが、ただし効率良く摂ることが条件です。特に長時間に及ぶ試合では、摂ったはいいがすぐに使い果たされるようでは困るからです。この点、パンやじゃがいもなどは持続時間が短く、スタミナ切れが早く訪れます。ところがごはんだと炭水化物が豊富な上に消化吸収がゆっくりと進むため、エネルギー補給が長く続きます。

またアスリートにとってごはんがふさわしいのは、栄養が豊富で、しかも低脂肪、低カロリーのおかずを合わせられることです。パン食だと、おかずはどうしても油を使ったものが多くなり、これではアスリートに大敵な余分な脂肪がつく恐れがあります。ところがごはん食であれば油を使わずにすみ、しかもビタミン類、ミネラル、食物繊維などが豊富な野菜やきのこや海藻などをおかずにできますから、バランスの良い食事がとれます。

さらに、ごはんの良さはおにぎりにできることです。携帯食として最適です。箸も要らず、いつでもどこでも食べられます。試合の合間でも簡単にエネルギー補給ができます。またパンのようにつぶれやすくないので、持ち運びにも気を使わなくてすみます。

おにぎりはアスリートにとって、試合に勝つための強い味方と言えるのです。

おにぎりの具はお魚系

みなさんはどんなおにぎりの具が好きですか。梅干、おかか、鮭、明太子などは昔から人気があり、そこに近年ではツナとマヨネーズを和えたツナマヨや鶏肉のそぼろなども登場し、いっそうバラエティに富んだものとなっています。

それにしてもおにぎりの具には海の幸が多いですね。魚や魚卵を加工した、鮭、ツナ、おかか、明太子などや、佃煮にした昆布、小魚、貝など、ほとんどが海の幸です。天むすに使われるえびもそうです。

わが国は海に囲まれ魚介類が豊富で、先の食品の多くは一般家庭では常備食です。おにぎりは手近にあるものをさっと入れてつくるところに便利さがあるわけですから、そこでこれらの食品が使われるようになったと考えられます。

もちろん一番は相性の良さです。先に挙げた加工食品は食材のおいしさだけでなく、塩や醤油の味もまたごはんとマッチし、互いのうま味を引き立て合います。そこに海苔も加わっておいしさが倍増します。

では、主だった海の幸の具について、栄養面を見ておきましょう。
●鮭／総合的に栄養価が高く、良質のたんぱく質に富みます。悪玉コレステロールを減らすＥＰＡや、頭の働きを良くするＤＨＡなど、良質の不飽和脂肪酸もいっぱいです。また、血液をサラサラにもしてくれます。ビタミン類も多く、特にＡ、Ｄ、ナイアシンが豊富に含まれます。亜鉛などのミネラルも多量です。

●おかか／おかかとはかつお節の愛称。これには良質のたんぱく質が豊富です。また必須アミノ酸のすべてが含まれ、特にリジンが多量です。お米にはこのリジンが不足していますから、それをかつお節が補ってくれ、栄養価をさらに引き上げます。他にもリン、カルシウムなどのミネラル、ビタミンＤが豊富です。

●ツナ／おにぎりには缶詰のツナが使われますが、一般に缶詰製品の魚にはマグネシウム、亜鉛、鉄などのミネラルが多く、健康維持に欠かせない微量栄養素を摂れる点で価値があります。ツナ缶の元であるマグロそのものには必須アミノ酸がバランス良く含まれ、またＤＨＡもたくさん入っています。

●明太子／スケトウダラの卵巣からつくられ、たらこより辛い味付けがされています。大変栄養価が高く、特にビタミンＥは魚介類の中でトップクラスです。老化防止や生殖機能の向上に有効とされます。他にもビタミンや皮膚炎を予防するナイアシンなどが豊富に含まれます。

●小魚／ジャコなどの小魚を使った佃煮は骨までまるごと軟らかく煮てあることから、カルシウムが際立って豊富です。牛肉の10分の１を食べるだけでカルシウムは10倍も摂取でき、肉ばかり食べがちな人にはこの種のおにぎりは心強いカルシウム源となります。またＥＰＡも豊富です。
●貝／貝類に共通しているのはタウリンが非常に多いことで、肝臓機能の向上や心血管疾患の予防に期待されています。あさりには鉄、マグネシウム、リンが多く、貧血、心臓病、骨粗鬆症の予防に効果的です。しじみはたんぱく質が豊富で、ビタミン、必須アミノ酸のメチオニンも多く含まれます。
●えび／天むすに使われるえびですが、えびは高たんぱく質、低脂肪が特徴の大変へルシーな食品です。ビタミン類は少ないのですが、その代わりタウリンが非常に多く含まれます。血中コレステロールを下げ、高血圧や脳卒中の防止に効果を発揮します。

昆布は栄養の宝庫

昆布について、改めてその良さを述べておきましょう。

塩昆布や昆布の佃煮の入ったおにぎりが大好物という人も多いかと思います。昆布のうま味とぬめり感は独特で、それがごはんや海苔と合わさって他のおにぎりにはない食感をもたらしてくれます。

昆布は栄養面から見ても大変すぐれています。海からの贈物と言っても良いほどで、栄養成分の豊富さには目を見張るものがあります。

まず、なんと言ってもミネラルに富んでいることです。ミネラルは5大栄養素の一つで、食品からしか摂ることができません。それだけに現代人にとって不足がちな成分でもあり、特にカルシウムは日本人が常に足りない栄養素です。ところが昆布にはそのカルシウムが非常に多く、牛乳の約7倍も含まれます。もっとも多いとして知られる牛乳をもはるかにしのぐ量です。カリウムもたくさん入っていて、こちらは大豆の約2・7倍にも達します。

また、ヨウ素が非常に豊富です。これが昆布のすぐれた栄養面の特徴の一つとなっています。ヨウ素は甲状腺ホルモンの成分ともなるもので、乾燥わかめや海苔などの海藻類、いわしやさばなどの魚に多く含まれるのですが、その中にあってダントツの1位が昆布なのです。体や知能の発育を促進させる働きがあり、子供には特に大切です。また皮膚、髪の毛、爪などを健康に保ったりもします。

他にもまだあります。昆布には水溶性の食物繊維がたっぷり含まれます。この食物繊維が腸のぜんどう運動を高め、便通をスムーズにすると同時に発がん物質を吸着、排泄してくれます。また血中コレステロールを低下させ、血糖の急激な上昇を抑え、血圧を下げる働きもします。さらに腸内の有害なアミンや有害金属を除去して、悪玉菌の増殖を抑えて善玉菌を増やします。つまり、大腸がん、動脈硬化、糖尿病などを防ぎ、免疫力を高めて老化を防止するなど、昆布は体に対して数々の有用な働きをしてくれるのです。さらに昆布のうま味成分であるグルタミン酸にも、尿の排泄を促進させ、脳の機能を妨げるとされるアンモニアをすみやかに排出する働きがあります。

これほど体にすぐれた栄養成分をいろいろと、しかもたくさん含む食品はそうはありません。昆布はまさに栄養の宝庫と言えます。しかし食生活の中ではこれほど栄養価の高い昆布をなかなか食べる機会がありません。料理ではだしに使われることが多く、昆布でだしをとる料理そのものが、一般家庭では最近、あまりつくられなくなっています。それだけに昆布入りのおにぎりは、このすぐれた栄養食品を口にすることのできる貴重な食べ物と言えます。

梅干はベストマッチング

梅干もおにぎりの具として大変人気です。どのおにぎり屋さんでも、どのコンビニでも、常に具のベスト5に入っているのが梅干です。世代を超えて多くの日本人に愛され続けています。実際、近年漬物があまり食べられなくなる中にあっても、梅干だけは反対に需要を伸ばし、デパートの食品売場には専門店まで置かれるほどです。

いろいろあるおにぎりの具の中でも、梅干だけは他とは違った面があります。ごはんの腐敗を防いでくれるのです。主要な成分であるクエン酸の働きによります。その威力はめざましく、病原性大腸菌O157を始めとする食中毒菌の繁殖を完全に抑え込むほどです。おにぎりに梅干が入れられるようになったのも、最初はそのためだったと考えられます。携行食として持ち歩くのに腐っては困りますから、そこで梅干が中に入れられたのです。

「日の丸弁当」も同様です。今でこそお目にかかりませんが、敷き詰められたごはんの真ん中に梅干が一つ乗っているだけのお弁当で、梅干1個でごはんがおいしく食べられたことを思い出します。この時の弁当箱はアルミ製で、その中央に穴があくことがあって、不思議に思ったものです。これこそクエン酸のしわざで、クエン酸がアルミすら溶かしていたのです。

梅干パワーには他にも目を見張るものがあります。いろいろな生活習慣病を防止してくれるのです。日本人に多い胃がんの最大要因とされるヘリコバクター・ピロリ菌をやっつけ、動脈硬化を防ぎ、血液をサラサラにしてくれます。また血糖値を低下させ、細胞が酸化しないように、つまり抗酸化にも効力を発揮します。これらは今まで言い伝えに過ぎなかったのですが、梅干博士としても知られる、宇都宮洋才和歌山県立医科大学准教授によって医学的に解明されました。

他にも梅干には消化を助け、食欲を増進させ、疲労回復をもたらし、体が酸性に傾くのを防ぐなどの働きがわかっています。ダイエットにも役立ちます。「梅干はその日の難のがれ」という諺通り、朝、梅干を食べていれば終日病気にかからないですむくらい、数々のすぐれた健康効果を備えています。

今でも病気になると、出されるおかゆには必ずと言っていいほど梅干が添えられます。これもちゃんとした理由にもとづきます。体を動かすのに必要なエネルギーは主に炭水化物が変換されることによって生まれるのですが、その産出工場と言って良いのがクレブスサイクルと言うエネルギー産生回路です。これは8種類の酸から成っていて、その中心がクエン酸です。つまりクエン酸が豊富であればクレブスサイクルの働きは活発になり、栄養素は無駄なくエネルギーに換わるのです。梅干はそのクエン酸をたくさん含んでいます。ですから、一杯のおかゆからでもクエン酸によってエネルギーが効率良くつくられ、その結果、力がわいて回復も早まるわけです。また梅干には見ているだけで唾液をわかせる不思議な力もあって、このことが消化を助けます。

おいしいだけでなく健康面からも大変すぐれているのが梅干です。その梅干の入ったおにぎりをよく食べていれば、知らぬ間に生活習慣病から守られ、体はいつも元気な状態でいられます。

ふりかけで栄養プラス

日本人はすぐれた加工食品をつくりだす名人と言えそうですが、ふりかけもその一つです。おかずが少ない時などは大変役立ちます。昔からあるのは佃煮をサラサラにしたようなものですが、そこに乾燥食材をミックスした製品ができ、お茶漬け用、おにぎり用などとして市販され、利用されています。

ふりかけの良さは、海苔や鮭などの買い置きがない時でも、それさえあれば立派なお茶漬けやおにぎりになることです。梅ジソやおかかなどのふりかけがあれば、中に入れる具がなくても、おいしいおにぎりができ上がります。赤ジソのふりかけもシソ特有の香りがごはんをやさしく包み込み、彩りの良いおにぎりに仕上げます。他にも、たらこ、ごま、鮭、卵、かつお節などをミックスしたふりかけなどいろいろと市販されていて、おかずの代用をしてくれます。常備しておくとなにかと便利なのがふりかけです。

このようにふりかけの最大の利点は、手間要らずで使える簡便性にあります。また栄養強化と言う面もあります。と言うのも、近年は多くの人が油っこい食事を好み、海苔、ごま、わかめ、かつお節などの日本古来の食品をとりづらくなっています。しかし、これらはどれも栄養価が高く、たとえばごまに含まれるゴマリグナンには、がんを始め多くの病気の元凶とされる活性酸素をやっつけ、悪玉コレステロールを減少させる働きがあります。また、わかめには食物繊維がいっぱいです。海苔やかつお節も栄養が非常に豊富です。ですから、これらが一つになったふりかけをおにぎりやお茶漬けに用いれば、日頃不足しがちな成分を多少なりとも補うことができます。もちろん、ふりかけだけで必要量をまかなうことはできませんが、足しになることは確かです。

また、ふりかけはごはんがあってこそのものですから、ふりかけでごはんが食べたくなった時は、自然とごはんを炊くことになり、このことが日本型の食事を食生活のベースにするきっかけをつくってくれます。

おいしいおにぎりをつくるには

おにぎりと言えば、三角、丸、俵、太鼓などの形がありますが、面白いことに、地方によって違いが見られます。どちらかと言うと、関東地方では三角おにぎりが、北海道や東北地方では丸おにぎりが、大阪を中心とする関西地方では俵形おにぎりがよくつくられるようです。歴史的には丸型が最初で、太鼓、三角へと形を変えていったとされます。

販売用のおにぎりと違い、家庭では普段食べるごはんをおにぎりに利用することが多いので、そのためだけにお米を用意することはありませんが、こだわるのであれば、選ぶお米は冷めてもおいしい品種のものが適しています。お米屋さんで直接尋ねてみることをお勧めします。お米マイスターがいる店であれば、豊富な知識の中から最適な品種を教えてくれるはずです。

おにぎりのつくり方に関してはむずかしい点はありませんが、一番大切なのは、必ず温かいごはんを使うことです。冷めたごはんで握るとおいしくありませんし、パラパラして食べにくくなります。もし冷めてしまっているなら、一度電子レンジで温めてからにします。また心をこめてつくりましょう。不思議にその思いがおいしさとなって現れます。

おにぎりのためだけにごはんを炊くのであれば、水加減は普通のごはんの時より少しだけ控えめにします。また夏場は塩を少しきつめにします。力をあまり入れず、1個当たり1秒くらいで手早く握るのがコツです。こうすれば、「外はしっかり、中はふっくら」のおいしいおにぎりに仕上がります。そのあと海苔を巻きます。食べる時に巻きたい人は、密封できる小さめのビニールパックに入れておくか、あるいはすでにシールになった市販のものを利用すると便利です。

ところで、おにぎりには焼きおにぎりもあります。味噌や醤油を塗っただけですが、なんとも言えない独特の風味が特徴です。焼きおにぎりをつくる時は、味噌や醤油の香ばしさを逃がさないと同時に、カリッと仕上げるのがコツです。それには気長に焦げめをつけながら焼くことです。

冷めると硬くなりますから、焼きたてをいただくようにしましょう。

お茶とお米の関係は一身同体

お茶漬けを始め、日本人の食生活の中で日本茶とごはんは切っても切れない関係にあります。食事の最後に飲むのはコーヒーでも紅茶でもなく日本茶です。私たちは無意識に最高の組み合わせであるお茶とごはんを一対のものとして日々の食卓に取り入れています。

ごはん食の健康効果については第3章で詳しくお話ししましたので、ここでは日本茶の機能について触れておきましょう。

栄養素として多く含まれるのがビタミンA（β―カロテン）、B群、C、Eで、とりわけビタミンCが豊富です。特に煎茶には多量に入っています。ミネラルではカリウムが多く、ミネラル全体の半分を占めます。カルシウムも豊富です。また、虫歯予防で知られるフッ素や食物繊維が多く、他にも血圧降下作用のあるギャバ（γ―アミノ酪酸）や、血糖低下作用のある多糖類も入っています。

しかし、なんと言っても日本茶を特徴づけているのが際立った抗酸化力です。抗酸化とは一言で言えば組織や細胞がサビつくのを防ぐことです。人が健康で生きていられるのは細胞が正常な状態を保っているからです。ところが活性酸素などの有害物質によって細胞がサビつくと、そこからさまざまな病気が発症します。この点日本茶には細胞の酸化を防ぐ物質がいろいろと入っていて、効果を発揮してくれます。

日本茶に含まれる抗酸化物質としてはカテキン、カフェイン、テアニンなどがありますが、中でも最強なのがカテキンです。カテキンには活性酸素に対抗して細胞がサビつくのを防ぐ以外にも、発がんを促す酵素の働きを抑制し、たとえがんにかかっても、がん細胞を小さくしたり転移を抑えたりするすぐれた働きも合わせ持ちます。

ところで、日本茶は日本人にとって馴染み深いゆえに習慣として飲まれがちで、その健康効果やおいしい淹れ方まではよく知らないという人が多いようです。そこで消費者と生産者の間に立ち、お茶の伝道師として日本茶の素晴らしさを伝えようと登場したのが日本茶インストラクター、通称〝お茶のソムリエ〟です。公益社団法人日本茶業中央会が設けた「日本茶インストラクター認定制度」に基づく資格試験に合格した人たちで、お茶の淹れ方教室の他、イベントにおける呈茶や、また個人的にセミナーを開くなどの活動を通してお茶の普及に努めています。

おいしいごはんがあればおいしい日本茶が飲みたくなり、おいしい日本茶があれば、ごはんもよりおいしくなります。ごはんが主役ならお茶は名脇役です。これらが一身同体となって、日本型の食事を支えています。

体がお茶漬けを欲しがるワケ

お茶漬けくらい便利で、しかも心強い食べ物はないかもしれません。食事をとりそこなったり、夜遅くなって小腹がすいた時など、「ごはんが残っていて、ああ良かった！」と思うほど、食べた後、満足感を覚えるのがお茶漬けです。

お茶漬けはごはんにお茶をかけただけのものですが、なぜか日本人の嗜好によく合います。もちろんそこに、たらこや梅干、塩昆布などの塩味のものや、ふりかけがあれば、さらにおいしくなることは言うまでもありません。

ところで、お酒を飲んだ後などお茶漬けが食べたくなることはありませんか。そのせいでしょう、たいていの居酒屋さんのメニューにはお茶漬けが載っています。鮭茶漬け、海苔茶漬けなどを最後に注文する人をよく見かけます。アルコールや油っこい料理でいっぱいになったお腹には、さっぱりとしたお茶漬けは仕上げに最適です。

それにしても、なぜ多くの人が飲んだ後にお茶漬けを食べたくなるのでしょうか。日本人だからと言えばそれまでですが、他にもちゃんとした理由があります。アルコールは体内に入ると肝臓で代謝されます。ここでアセトアルデヒドと水素に分解され、最終的に炭酸ガスと水とになって体外に排出されます。

この代謝のことは広く知られていますが、普段でも肝臓では代謝が行なわれています。アミノ酸や乳酸などから糖質をつくり、血糖値を低下させないように働いているのです。ところがアルコールが入ると、この作業が一時ストップします。アルコールの代謝を優先させるためです。すると血糖値が低下して、脳に送られるはずの糖質が送られなくなります。脳は糖質を唯一のエネルギー源としていますから、一大事とばかり他の糖質を要求します。ごはんはほとんど糖質（炭水化物）でできているため、脳の要求はごはんへと向かい、その結果、お茶漬けが食べたくなるのです。ラーメンが欲しくなるのも同じ理由からです。

ところで、お茶漬けはいつ頃から存在したのでしょうか。それは平安時代とされます。当時のお米は蒸してつくる今のおこわのような強飯だったのですが、それに湯をかけて食べたのがお茶漬けの始まりとされます。また、貴族たちは夏場、冷やした水をかけて食べる水飯《みずめし》も楽しんでいました。

お茶漬けは鎌倉時代になると武士の日常食となり、江戸時代になってお茶が普及すると、冷や飯に熱い番茶をかけて食べるお茶漬けとなって庶民の間に広まっていきました。なお、お茶漬けによく似たものに茶粥がありますが、これは約600年前の奈良茶粥が最初とされます。初期の頃はお茶を袋に入れてごはんに炊き込む方法がとられていました。

ごはんに梅干やふりかけをかけて上からお茶を注いで食べるお茶漬けは、それぞれの栄養効果が一杯の茶碗の中にぎゅっと詰まったすぐれた食べ物と言えましょう。

手巻き寿司は栄養の三位一体

海苔巻きや押し寿司はちょっと手間がかかりますが、同じようなもので簡単につくることのできるのが手巻き寿司です。海苔を敷いた上にごはんをのせ、具を並べてからくるっと巻くだけです。これなら子供でもできるので、家族でワイワイ言いながらつくって食べるのに最適です。

遊び心も備えた手巻き寿司ですが、海外では本家の日本以上に評判が高く、「スシバー」では、アボガドとカイワレの入ったアメリカンロールなどは今や定番になっています。またサーモンとイクラの親子が肩を並べた親子ロールなど新顔も続々登場して、それがまた人気を呼んでいます。

手巻き寿司のすぐれた点は、一つには、ごはんがどんなものにも合うことから、いろいろな食材を具として入れられるところです。鉄火巻き、納豆巻き、海苔巻きなどの具、つまり、マグロ、納豆、卵、かまぼこ、しいたけ、かんぴょうなど、さらには海老天やかき揚げなどの天ぷら、うなぎの蒲焼、焼肉、ソーセージ、ハムなど、不思議にどれもよく合います。またアメリカンロールに見られるように、野菜もマッチします。かっぱ巻きと言うのがあるくらいですから、それも当然かもしれませんが、葉物を添えることもでき、鶏の唐揚げにレタス、チャーシューにサラダ菜など、なかなかよく合って美味です。

こうして見ると、手巻き寿司はおにぎりと共通点が多々あります。どちらも、ごはん、具、海苔が三位一体となり、おいしさをつくり出します。同時に、この３つが合わさることで栄養価が増幅されます。特に手巻き寿司はおにぎり以上に具をたくさん入れられますから、ごはんによる炭水化物、海苔による食物繊維やミネラル、具によるたんぱく質やビタミン類などが豊富に摂取できます。

おいしさ、楽しさ、栄養の豊富さ、すべてにおいて満点なのが手巻き寿司です。

●コラム

海苔のチカラ

海苔は和食にとって必要不可欠です。おにぎり、お茶漬け、海苔巻き、手巻き寿司、海苔弁当など、海苔がなければこれらの料理は存在しません。両者の相性は良く、焼き海苔や味付け海苔をのせて食べるだけでもごはんを軽く一杯平らげてしまうほどです。コンビニでおにぎりが常に売り上げランキングの上位に位置しているのも、海苔の力によるところが大きいと言えます。

それにしても海苔の栄養価の高さには驚かされます。栄養の宝庫です。たんぱく質は「畑の肉」と言われる大豆に匹敵するほどで、そこから「海の大豆」とも呼ばれているくらいです。また、食物繊維とミネラルが多く、しかも食物繊維は野菜に含まれるものより柔軟で、胃壁や腸壁を傷つけることなく穏やかな整腸作用をもたらしてくれます。

同様に、ミネラルについても、カルシウム、マグネシウム、鉄分、亜鉛、マンガンが野菜よりずっとバランス良く含まれます。その上ビタミン類も、Ａ（β―カロテン）、ナイアシン、コリン、Ｃ、Ｅなど非常に豊富です。さらに、近年、特に注目されているＥＰＡやタウリンもまたたくさん含まれます。ＥＰＡは血液をきれいにし、タウリンは血中のコレステロールを下げる働きにすぐれています。

これほどの栄養素や機能性成分がわずか３ｇ程のあの薄い１枚の中にぎっしり詰まっているのですから、驚きと言う以外ありません。

おいしさと高い栄養価で日本人の健康を支え続け、同時に、ごはんの強力なサポーターでもあるのが海苔なのです。

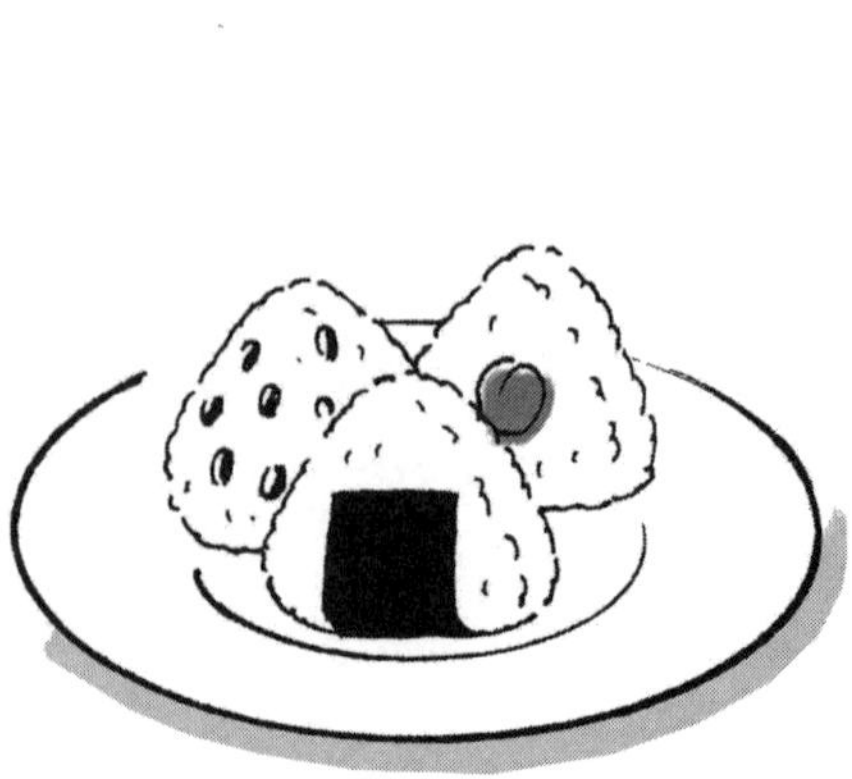

第５章

お米には
未来がある

糖質ダイエットの勘違い

最近、〝糖質ダイエット〟と称するダイエット方法が流行っています。マスコミでもよく取り上げられ、それを実践している人も多いようです。

糖質ダイエットとは糖質を多く含むごはん、パン、麺類などを極力食べない食事方法で、その結果やせられるというものです。ちなみに炭水化物は糖質と食物繊維から構成され、糖質ダイエットは炭水化物ダイエットと置き換えることもできます。

体重を落としたい、痩せてスタイルが良くなりたいと思うのは悪いことではありません。実際、メタボリックシンドローム（内臓脂肪症候群）の人などは生活習慣病の予防からも減量が必要です。しかし間違ったダイエットでそれを実践することにはおおいに問題があります。

確かにごはんなどの糖質を減らすと体重は減少します。そこで誰もが「やせた」と勘違いしてしまいます。そもそも「やせる」とは余分な脂肪が減ることです。ところが糖質ダイエットの場合、減量できてもそれは脂肪がなくなったわけではなく、糖質の燃料であるグリコーゲンと、それに結合している水が減ったにすぎないのです。

糖質は人間の体にとって大変重要で、脳と筋肉のエネルギーの元となるものです。通常、摂取した糖質の70％は筋肉で、20％は脳で消費されます。糖質が入ってこないと脳の機能は低下し、運動の働きにも支障が出ます。

そこで体はそうならないように、普段から非常食として筋肉や肝臓のグリコーゲンに糖質を保管しておきます。それが糖質ダイエットをした時に、ピンチヒッターとして登場します。外から糖質が入ってこないので、体はグリコーゲンに保管されてある糖質を使い、分解、消費します。糖質はその3～4倍にあたる水と結合して蓄えられているので、結果、その分の水も減ります。これが体重計に〝減量〟数値として表れるのです。減ったのは水でしかなく、脂肪が落ちたわけではないのです。

その状態で再び糖質を摂るとどうなるか。簡単です、元に戻るだけです。糖質は再び水分子と結合してグリコーゲンに蓄えられますから、その分体重が増えます。やせる前の状態に戻ってしまうのです。これがリバウンドです。

アメリカの研究では、47％以下の低炭水化物摂取は過体重、肥満症になりやすく、逆に47～64％のエネルギーを炭水化物から摂取した場合は、肥満のリスクがもっとも低かったとしています。糖質を抑えるのは逆効果であることがわかります。

日本人は欧米人に比べて目立つほど太っていません。昔からそうです。炭水化物、脂質、たんぱく質のバランスのいい食事が肥満の少ない日本人の体をつくってきたのです。それなのに糖質（炭水化物）を抜きにすると、いったいどうなるでしょうか。栄養バランスはくずれ、体に影響が生じます。それは体型だけでなく病気の発症にもつながります。

流行に惑わされず、賢い消費者となって食生活を送っていただきたいと思います。

また、最近では「冷やごはんダイエット」と称するダイエット方法もマスコミによく登場します。ごはんの主成分であるでんぷんが冷めたことで変化する難消化性でんぷん（レジスタントスターチ）によるものと思われます。でんぷんは1g当たり4kcalですが、難消化性でんぷんは1g当たり2kcalで、カロリーが半減するというのが根拠になっているようです。

よく噛むという点では冷やごはんは確かにダイエットにつながります。脳の中の満腹中枢が刺激され、それほど食べなくてもお腹いっぱいになった感じがします。

お米は私の原点

半世紀に及ぶ食物に関わる研究生活の中で、お米はお茶と同様、私にとって重要な位置を占めます。お茶は大妻女子大学に赴任してから手がけるようになったのですが、お米はそのずっと前から生活と密着した存在でした。

私は東北の農家の生まれです。父方も母方もみな農業を営んでいました。米、じゃがいも、とうもろこし、花など、いろいろなものを栽培し、出荷していました。私も幼い時から手伝わされました。今でこそ、農業に憧れる若者も出てきているようですが、当時の農業、特に米づくりはそれはもう重労働でした。今のように田植え機や収穫用のコンバインなど機械と言えるものは何もない時代で、すべて手作業です。田植えは苗を一つ一つ腰をかがめて植えていきます。そのため誰もが腰を痛め、また、稲穂が伸びた頃の草取りでは穂で目をつくなど、農業の大変さを間近で見て育ちました。

農家の苦労が軽減されたのは、有機水銀による農薬ができたことです。昭和初期までは天候が少し悪くなると、稲の大病である〝いもち病〟が大流行し、その年の作況指数は極端に悪くなりました。天候不順がしばしばあったため、何年に1度かはいもち病が発生し、農家も日本の食糧も大打撃を受けました。それが昭和10～20年頃に、有機水銀剤が開発され、これがいもち病への特効薬となって、以来コメ不足は日本からなくなりました。あれほど大きな被害をもたらしてきたいもち病は、ぴたりと止みました。また除草剤の開発も進み、2・4―Dなどの登場によって、やっかいだった雑草もはえなくなり、穂で目をつく事故も激減しました。しかし、同時に田んぼにはどじょうの姿もいなくなったのです。

確かに農薬は重要です。しかし、どじょうも棲めなくなるような環境が果たして良いのか、私は疑問を持ちました。そんな時に昭和34年、九州で有機水銀による水俣病が発生したのです。昭和42年以降有機水銀剤の使用は禁止となりました。

このような背景の中、私はもっと安全な低毒性の農薬の必要性を感じ、大学院ではその方面の研究に進むことにしました。結果、アミノ酸による安全性の高い農薬を開発し、水田や芝生で除草効果をあげるまでになりました。

農薬を研究するきっかけになったのは他でもないお米です。農家に生まれ、米づくりの大変さを知っていたからこそ、低毒性の農薬をつくらなければと思ったのです。

私にとってお米は研究生活の原点と言っても過言ではありません。だからお米のことは常に気になります。しかし、今、食生活の変化などによってお米を取り巻く環境は厳しさを増しています。

日本の主食であるお米を守るために何をすればいいか、私たち一人一人が考える時にきています。

健康寿命を支える和食

明治に入り現代に至るまで、日本は欧米に追いつけ追い越せでやってきました。体型面でも欧米人のようになることを望み、事実、日本人の体型はそれに近づいています。かつて言われた〝胴長短足〟は今の若い世代ではほとんど見なくなりました。

〝胴長短足〟は長く日本人の特徴的な体型でした。それは日本人の食生活が生んだものです。日本人は肉食中心の欧米人と異なり、縄文時代以来、米、魚、野菜、大豆製品などを主体とした食生活を送ってきた、いわゆる草食性の国民です。そのために腸が長くなり、結果、〝胴長短足〟の体型ができ上がりました。言い換えれば、この体型でもって日本人は昔から健康を保ってきたのです。

それは現代にも生きています。たとえば、世界保健機関（ＷＨＯ）が発表した60歳以上の人口割合において、日本は36％を占め世界一です。30％を超えるのは日本だけで、27％の２位のドイツ、イタリアなどを引き離しています。ちなみにイギリスは23％で22位、アメリカは20％で35位（２０１３年）と日本よりはるかに下です。

医療の進歩などもあるでしょうが、日本人の寿命が長い最大の理由は食生活と言えます。お米を中心とした日本型食生活が日本人の長寿につながっているのは疑いの余地がありません。

日本型食生活、つまり和食は健康的な食事方法ということから今、世界的に注目されています。実はそのきっかけとなったのは、アメリカにおいてです。アメリカは肥満が社会問題化している国です。１９７０年代、生活習慣病の増大によって国民の医療費が膨大に膨れ上がり、危機を感じた当時の政府は民主党のジョージ・マクガバン上院議員を委員長とする栄養問題特別委員会を設置しました。そして５０００ページにのぼるレポートを発表したのです。世に言うマクガバン・レポートです。その中で大量の脂肪、砂糖、食塩が心臓病、がん、脳卒中など命を奪う病気に直結していると指摘し、病気は食事や栄養の摂り方の歪みによって起きると断じたのです。その点、日本人の食事は炭水化物、脂質、たんぱく質のバランスが良く、アメリカ国民も見習う必要があるとしています。

このマクガバン・レポートを機にアメリカは国を挙げてがんの罹患率低下のプロジェクトを推し進めました。その甲斐あって、国民１人当たりの野菜と果物の摂取量は増え、さらにがんの罹患率、死亡率も１９９０代から減少に転じたのです。年に５％ずつ減っています。

ところがお手本だったわが国はどうでしょうか。その反対なのです。がんの罹患率、死亡率共に増加の一途をたどっています。そのような国は先進国では日本だけです。

アメリカ人が見習おうとした和食ですが、今、日本人自身が軽視する傾向にあり、それが残念でなりません。〝胴長短足〟に戻れとは言いませんが、日本人の健康を守り続けてきたごはんを中心にした日本型の食事を、私たちは改めて再認識する必要があります。

海外流出の危機

私は40年ほど前から専門であるお茶の研究のためにたびたび海外に出かけるようになりました。中国、ミャンマーの2国にはそれぞれ20回、他にも、ベトナム、タイ、ラオス、インドネシア、ネパール、ブータン、韓国、台湾などの東南アジア諸国、さらにインド、スリランカ、バングラデシュ、トルコ、ケニア、オーストラリア、また欧米にもよく行きました。

その際、現地で口にしたのがお米やお米からつくられた製品です。私は食品科学の研究者ですし、米農家の出身ですからお米には敏感です。どういう味なのか、なぜそういう味なのか、考えます。

おいしさという点ではなんといっても日本のお米が一番です。口に入れた瞬間から違います。本当においしいのです。お米は日本が世界に誇る素晴らしい食べ物であることを、海外に出ると改めて実感します。

ところが今、海外では日本の品種であるコシヒカリを使って米づくりをしたり、お茶にしても日本のやぶきた茶がベトナムの畑で栽培されていたりします。自国の遺伝資源がいつのまにか持ち出され、しかも他国で堂々と製品化されています。このようなことは海外ではありえません。緑茶を始め、遺伝資源を国外に持ち出すには国が厳しいハードルを課しているからです。中国などでは摘発されれば重罪に処されます。それほどどの国も自国の遺伝資源を国家財産として大切に保護しているのです。

ところがどうでしょう。資源に乏しいわが日本にはそのような規制が何もありません。そのため商取引され、大事な遺伝資源が海外に流出してしまっています。おいしいお米、おいしいお茶をつくろうと農業関係者が長年にわたって懸命に品種改良してきたものを、いとも簡単に商取引でもって手放してしまっているのです。

日本は資源の乏しい国です。その少ない資源を日本人が守らないでどうするのでしょうか。今はまだ中国などは栽培技術が追いつかないために、日本と同じおいしいコシヒカリはできていませんが、それも時間の問題のように思えます。また、アメリカでは日本向けのコシヒカリの生産が大規模農園でもって着々と開始されています。遠くない将来、中国産のコシヒカリ、アメリカ産のコシヒカリ、ベトナム産のやぶきた茶などをわれわれ日本人がスーパーマーケットで購入し、しかも「おいしい」と言っ

て口にする日がくるかもしれないのです
遺伝資源の持ち出しに対する法的規制は、待ったなしの重要課題です。

管理栄養士を育てる

私は長年に渡り教鞭をとってきた大妻女子大学を2013年に退職しましたが、その間、多くの管理栄養士を育ててきました。今、彼女たちは病院や老人保健施設、学校給食の場などで、献立の作成や調理、栄養管理や栄養指導などの仕事に従事しています。

管理栄養士とよく似た資格に栄養士というのがありますが、管理栄養士は栄養士の上位にあたり、その名の通り栄養士を管理する資格を言います。それだけ栄養士より高度な知識が求められます。資格を得るには「栄養士」の免許を取得した後、管理栄養士国家試験に合格することが必要です、

私が大学において管理栄養士を育てるのになぜ力を入れたかと言うと、管理栄養士がしっかりとした見識を持っていなければ、現場において健康的な食事を提供できな

いからです。食材に関しても、産地などの地理、地元の人の食生活、食の歴史までもしっかりとふまえていなければ安易な選び方になり、適切な献立づくりができません。

和食の献立一つをとっても、なぜ和食にしたのか理由をきちんと説明できなくてはなりません。単に「栄養のバランスがいいから」では不十分です。和食は日本人にとって縄文時代より変わらぬ食事方法で、それが今の日本人の健康をつくってきたことを、食材を通し調理を通して伝えられなければなりません。

これは食育にも通じることです。欧米型の食生活に慣れてしまっている現代の子供たちに、健康的な食事とは何か、なぜごはん食がいいのかを伝えることができるのは、学校にあってはその方面のエキスパートである管理栄養士に他なりません。

近年、学校給食は地域ごとの学校給食センターで一括してつくられ、各学校に配られることが多く、予算面でも厳しくなっています。なかなか思うように献立を組み立てられないかもしれませんが、学校給食の基本は地産地消です。もちろん毎回、地域のものというわけにはいかないでしょうし、また、毎回和食というのも無理でしょう。時にはエスニック料理や南米の料理など他の国の料理を加えたりして、多様性のある献立づくりも大事です。子供たちも喜ぶでしょうし、食育にもなります。和食とどう違うのかを子供たちに考えさせるきっかけになり、その時、和食の良さを子供たちが実感し理解できるのであれば、それはまた大きな収穫となります。

ところで私は退職の前年に、食育、茶育の指導者を養成する目的で、大妻女子大学の中に「お茶大学」をつくりました。茶育指導士、お茶料理アドバイザー、ライフステージ食育指導士、ペット管理栄養士、お茶メイクアーティストの5つの講座から成り、健康と食べ物の科学から、食育・茶育、日本茶の歴史、日本茶の製造工場や飲料メーカーの工場視察、国内外の茶産地の視察など、カリキュラムは多方面に及びます。茶育指導士の資格をとった人はすでに500人にのぼります。

私が「お茶大学」をつくろうと思ったのは、日本中の人にお茶を好きになってもらいたかったからです。日本人の健康を守ってきた日本茶は今、昔のように飲まれなくなっています。そんな現代人にお茶を飲んでもらうには、その伝道者の養成が急務と思ったことが設立の理由です。

これは管理栄養士の育成にも通じることです。日本人の食生活が欧米型に大きく変わり、しかも定着しつつある今だからこそ、ごはんを中心にした日本型の食事を正しく伝える人が必要です。その思いでもって私は管理栄養士を育成してきました。巣立っていった彼女たちがそれぞれの持ち場で力を発揮してくれることを期待しています。

ごはん人気を取り戻す私の提言

欧米型の食生活が一般的になりつつある今日、どうすればお米を中心にした日本型の食事を取り戻すことができるでしょうか。

戦後70年が立ち、ここまで食生活が変化すると、それは容易ではありません。単においしいお米を開発したり、和食をアピールしても、それで元のようになるとはとても思えません。もちろんその努力は大事ですが、もっと根本的なところで日本人一人一人の意識改革が必要と考えます。それは誇りです。日本人であることに誇りを持つことです。

日本は敗戦による疲弊から立ち直り、今やGDP（国内総生産）が世界第3位の経済大国にまで発展しました。この間、日本人は欧米に追いつけ追い越せと、〝猛烈社員〟精神で邁進し、それが今の日本の繁栄を築き上げました。

世界が驚くこの復興は日本人の内にある欧米へのコンプレックスがバネになってい

ると言えなくもありません。アメリカやヨーロッパの国々は、明治以来長く日本にとって手の届かない存在でした。ああいう国になりたい、ああいう暮らしがしてみたい、日本人の多くが夢見たものです。道を行き交う大型自動車、電化製品に囲まれたおしゃれな家など、欧米は日本人にとって憧れの的でした。そういう生活を見ていると、ごはんに味噌汁の朝食よりパンにバターの食事のほうがかっこよく、淡白な味の和食より油っこくこってりした洋食のほうがリッチな気分になれ、徐々に日本人は欧米の生活を真似するようになりました。それが如実に現れたのが食生活です。

あまりに身近にあるとかえって見えなくなることはよくあります。自分の国に対してもそうです。日本は春夏秋冬という素晴らしい四季があり、海や山も広がって自然豊かです。そのおかげで海の幸山の幸に恵まれ、それが四季折々の料理に盛り込まれます。このような国は世界広しと言えど、めったにありません。食の豊かさという点では日本は世界のトップを行くのです。ところが日本人自身がそのことを自覚せず、欧米の真似に走っています。この意識の薄さが現代の欧米型食生活を招いた最大の要因と考えます。

〝公園で　ポテト食べ食べ　スマホ見る〟

これは公園を通りかかった時目にした中学生らしき子供の様子を私が川柳に詠んだものです。通学の時間帯だったので、ポテトチップは彼の朝ごはんなのでしょう。シリアルに牛乳をかけて食べる朝食ですら気がかりなのに、ポテトチップが朝食がわりになっていることを思うと、暗澹たる気持ちになりました。

この素晴らしい国土に生まれたことを誇りに思い、四季折々の素晴らしい食事を味わう幸せを誰ものが再認識すれば、自ずから和食は蘇るはずです。是非、そうあってほしいと願っています。

TPPに屈しない体制づくり

TPP（環太平洋パートナーシップ協定）が大筋合意して1年近くがたちます。それによって農林水産物は2328品目中81％の関税が撤廃され、対象から除くように求めた主要5品目（米、麦、牛・豚肉、乳製品、砂糖）についても約3割の関税が撤廃されることになりました。

主要5品目の中でもお米は日本人にとって特別な存在です。なんと言っても主食です。主食は常に安定した供給をもたらすものでなくてはなりません。凶作のたびにおろおろして、海外からお米を輸入するようなことがあってはなりません。１９９３年に大凶作が起き、臨時措置としてタイ米の輸入に踏み切ったことがありますが、あのような苦い経験は二度と味わいたくないものです。

私はＴＰＰにおける米の扱いについて危惧を覚えます。２０１５年の大筋合意では、関税率は現行の１kg当たり３４１円のままで変わらなかったのですが、アメリカとオーストラリアの２国に関しては年間計７万８４００ｔの輸入枠が設けられました。

今回、関税率はそのままでしたが、将来まで同じとは限りません。他国からの圧力に屈し、関税が撤廃されるようなことも十分に起こりえます。そうなれば日本のお米は壊滅的打撃を受けます。日本のお米とさほど味が変わらず、しかも値段の安い外米が入ってくれば、消費者の気持ちはそちらに移ります。すると国内産のお米が売れなくなります。それでなくてもごはんを食べる人が減っているのですから、結果、廃業する農家も多数出てきます。そうなった時、日本人の主食を誰が守ると言うのでしょうか。

米農家が廃業すれば、水田も消えてしまいます。洪水や土砂崩れを防止するなど国土を守っているのが水田で、それがなくなると自然のメカニズムが崩れ、災害も増える恐れがあります。

主食のお米を守れるのは日本人だけです。守れなくなれば、１９９３年の〝米騒動〟が再び起きるかもしれません。それがわかっているのに国はなぜ、ＴＰＰに対して「米の関税だけはなにがあっても譲れない」と拒否しないのでしょうか。

お米に関するもう一つの問題が「減反」です。

わが国では50年近くにわたって減反政策と呼ばれる生産量の調整が行われてきました。年々深刻化する米余りに対処するためで、補助金を出す代わりに田んぼの一部を休ませたり、麦や豆などに転作させたりする政策です。その結果、日本のあちこちで荒れ果てた休耕田が目立つようになりました。

私は当初から減反には反対でした。お米だけが輸入に頼らず国内産でまかなえる唯一の食品です。米余りに対する政策とは言っていますが、それならば減反するのではなく、備蓄のための保存技術を高めればいいのではないかと思うのです。野菜や果物の分野では、一年中おいしさを保つことのできる冷凍保存の技術開発が進んでいます。それがお米の分野でも実現すれば、古米であっても新米の味を保つことができ、いつでもおいしいお米を供給できます。たとえ凶作になっても、他国から緊急輸入せずにすむのです。

減反政策は2018年度に廃止が決まっています。米余り問題は解消されるどころか、TPPによる門戸開放の圧力も加わり、今後さらに深刻化すると思われます。

日本の主食であるお米を守り、災害や凶作などにあってもびくともしない強固な体制づくりが求められます。

おわりに

本書をお読みいただき、どのような感想をお持ちになったでしょうか。

お米を取り巻く環境には年々厳しいものがあります。その現状を受け、政府は生産者保護の下に長年行ってきた減反政策を廃止することに決め、自由競争に方向転換しました。今後、産地間の競争が激しくなり、〝おいしい米づくり〟にさらに拍車がかかるものと思われます。

しかし、果たしてそれだけで十分なのでしょうか。現在、わが国で栽培されているお米はどれもおいしく、多くの人が味には満足しています。にもかかわらずお米の需要は減っています。若い層がごはん嫌いと言うならそれも頷けますが、おにぎり人気に見られるように、若い人もまたごはんが好きです。

理由は他にあると考えたほうが自然です。つまり、ごはん食をとる機会の減少に根本の問題があるように思えるのです。お米の需要を伸ばすには、ごはん食を挽回することが必要です。ごはん食が広まらない限り、お米が需要を伸ばすことは困難です。

いくらおいしいお米ができても、食事のスタイルそのものがごはん食から離れていれば、人はお米に関心が向きません。食事の中でごはんを食べるからこそ、人はおいしいお米を望み、手に入れようとします。まず、ごはん食を取り戻すことが先決です。

その意味からも、お米マイスターの役割には非常に大きいものがあります。生産者と消費者は日頃両極に位置し、直接伝達する手段を持ちません。そのためそれぞれのお米に対する考えにずれが生じています。生産者は「こんなにおいしいお米をつくっているのに、なぜ消費者は食べてくれないのだろう」と不思議に思い、消費者は「おいしいことは知っているけれど、どうおいしく食べていいかがわからない」と思っています。消費者が品種や産地でお米を選びがちなのも、正しい情報を伝えてくれる人がこれまでいなかったからです。

お米は単独で食されるものではありません。おかずや他の食材とマッチして初めて生きてくる食品です。消費者の身近にあって、お米に関する知識はもちろんのこと、選び方、食べ方までアドバイスできるのはお米マイスターを置いて他にいません。

お米マイスターの活動は個々の店が中心ですが、言い換えれば、お米マイスターのいる店に行けば、お米のことをいろいろアドバイスしてもらえ、ふさわしいお米を選んでもらえるということです。大いに活用して、真の意味でおいしいお米を手に入れていただきたいと思います。
最後になりましたが、本書を出版するに当たって、プロデューサーの山口晴之氏とエディターの高野知恵子氏には大変お世話になりました。ここに紙面を借りてお礼を申し上げます。

著者

取材協力

お米マイスターを始め、日本穀物検定協会、全国の主要米産地の行政・販売担当者、ごはん関連食材、調味料、調理器具の広報担当者、日本茶インストラクター、総勢48名の皆様にご協力いただきました。ここに厚くお礼を申し上げます。

なお、お米マイスターに関するご質問やお問い合わせについては、日本米穀小売商業組合連合会へお願い致します。

●日本米穀小売商業組合連合会（お米マイスター全国ネットワーク）
〒103―0001　東京都中央区日本橋小伝馬町15―15　食糧会館5F
TEL／03―4334―2180
ホームページアドレス／http://www.okome-maistar.net.jp

●大妻女子大学「お茶大学」のお問い合わせは、
〒160―0022　東京都新宿区新宿7―27―3―905「茶空間」内
TEL／03―5287―3341

大森正司（おおもり まさし）
昭和17年生まれ、東京農業大学大学院農芸化学専攻博士課程修了。大妻女子大学教授を経て、現在同名誉教授。農学博士。行動する食品科学者として「食育」を始めとする調査、研究にたずさわる。テレビを始めマスコミでも広く活躍。「日本茶をまいにち飲んで健康になる」「かつお節をまいにち使って元気になる」（共にキクロス出版）など著書多数。

ごはんをまいにち食べて健康になる

2016年8月2日　初版発行

著者　大森正司

発行　株式会社 キクロス出版
〒112-0012　東京都文京区大塚6-14-19
TEL. 03-3945-4148　FAX. 03-3945-4149

発売　株式会社 星雲社
〒112-0012　東京都文京区大塚3-21-10
TEL. 03-3947-1021　FAX. 03-3947-1617

印刷・製本　株式会社 厚徳社

プロデュース 山口晴之　エディター 高野知恵子

デザイン 山家ハルミ　イラスト 打道宗廣

ISBN978-4-434-22294-8